Der chronische Schmerz –
eine interdisziplinäre Herausforderung

Komplementäre Medizin im interdisziplinären Diskurs

herausgegeben von

Dr. med. Brigitte Ausfeld-Hafter
Dr. med. Lorenz Fischer
Dr. med. Peter Heusser
Dr. med. André Thurneysen

(Kollegiale Instanz für Komplementärmedizin
der Universität Bern, KIKOM)

Band 9

Lorenz Fischer (Hrsg.)

Der chronische Schmerz – eine interdisziplinäre Herausforderung

Peter Lang
Bern · Berlin · Bruxelles · Frankfurt am Main · New York · Oxford · Wien

Bibliografische Information Der Deutschen Bibliothek
Die Deutsche Bibliothek verzeichnet diese Publikation in der Deutschen
Nationalbibliografie; detaillierte bibliografische Daten sind im Internet über
‹http://dnb.ddb.de› abrufbar.

ISSN 1422-4743
ISBN 3-03910-655-4

© Peter Lang AG, Internationaler Verlag der Wissenschaften, Bern 2006
Hochfeldstrasse 32, Postfach 746, CH-3000 Bern 9
info@peterlang.com, www.peterlang.com, www.peterlang.net

Alle Rechte vorbehalten.
Das Werk einschliesslich aller seiner Teile ist urheberrechtlich geschützt.
Jede Verwertung ausserhalb der engen Grenzen des Urheberrechtsgesetzes
ist ohne Zustimmung des Verlages unzulässig und strafbar. Das gilt
insbesondere für Vervielfältigungen, Übersetzungen, Mikroverfilmungen und
die Einspeicherung und Verarbeitung in elektronischen Systemen.

Printed in Germany

Inhaltsverzeichnis

Vorwort 7

ESTHER FISCHER-HOMBERGER
Schmerzfreiheit und Schmerzverlust –
zur Geschichte des Umgangs mit dem Schmerz 9

HANS BAROP
Grundlagen des Herd-/Störfeldgeschehens 19

LORENZ FISCHER
Pathophysiologie des Schmerzes – die Logik der Neuraltherapie 35

BEAT DEJUNG
Schmerzmedizin 2004 – Unsere Probleme sind nicht gelöst 51

GÉRARD HÄMMERLE
Manuelle Medizin – nur indiziert bei akuten Schmerzproblemen? 59

THEO RUDOLF
Osteopathische Medizin – Schmerzregulierung
über die Diagnose und Therapie
der somatischen Funktionsstörung 71

HANS SPRING
Chronischer Schmerz – warum Aktivtherapie und Training
in der Rehabilitation
Trainingstherapie bei Rückenschmerzen 83

BRIGITTE AUSFELD-HAFTER
Der chinesische Weg – Akupunktur und mehr 91

ANDRÉ THURNEYSEN
Was heisst für den Homöopathen chronischer Schmerz? 103

PETER HEUSSER
Über die Leib-Seele-Interaktion beim Schmerz 113

FRÉDÉRIC VON ORELLI
    Organisch nicht erklärbare Schmerzen – alles psychisch? 121
WALTER KOPP
    Schmerz zwischen Mangel und Notwendigkeit 133

Vorwort

In diesem Band wird die neunte Folge der interdisziplinären Vorlesungsreihe veröffentlicht, welche die Kollegiale Instanz für Komplementärmedizin (KIKOM) seit 1995 jeweils im Wintersemester an der Universität Bern veranstaltet. Die Vorlesungsreihe thematisiert grundlegende, alle medizinischen Richtungen übergreifende, interdisziplinäre Fragen, welche öffentlich zugänglich gemacht werden sollen.

Die KIKOM wurde im Sinne eines Lehrstuhls für Komplementärmedizin 1995 an der Universität Bern eingerichtet und ist mit folgenden Fachrichtungen besetzt: Akupunktur/Traditionelle Chinesische Medizin (Frau Dr. Brigitte Ausfeld-Hafter), Anthroposophische Medizin (Dr. Peter Heusser), Homöopathie (Dr. André Thurneysen), Neuraltherapie (Dr. Lorenz Fischer, Nachfolger von Dr. Andreas Beck).

Die Vorlesungsreihe des Wintersemesters 03/04 befasst sich mit dem chronischen Schmerz.

Ein akuter Schmerz hat einen physiologischen Nutzen als Verhütungs- und Schutzreaktion. Der chronische Schmerz lässt keinen physiologischen Nutzen mehr erkennen. Auch wenn der anfängliche Reiz nicht mehr weiter besteht, kann sich ein chronisches Schmerzsyndrom entwickeln in Abhängigkeit von weiteren, teilweise übersegmentalen Faktoren des Organismus. Auch Emotionen und psychosoziale Faktoren spielen eine grosse Rolle. Immer wieder erfahren wir bei Patienten* mit Rückenschmerzen, dass die Strukturveränderungen (Fehlform, Arthrose, Bandscheibenschaden usw.) schlecht mit der Schmerzintensität und dem Schmerzbild korrelieren. So kann es sein, dass Patienten mit schweren pathologischen Veränderungen im Röntgenbild fast keine Schmerzen empfinden, andere Patienten mit fast normalen Röntgenbildern von stärksten Rückenschmerzen geplagt werden.

Die moderne Schmerzforschung deckt auf, dass das Nervensystem – insbesondere bezüglich Schmerz – keine starren Leitungsbahnen und fixen Verbindungsstellen (Synapsen) besitzt. Vielmehr kann sich das schmerzleitende und schmerzverarbeitende System dynamisch verändern (Neuroplastizität). Das Nervensystem selbst kann dann Schmerzen generieren, auch bei Wegfall des initialen Reizes.

* Aus Gründen der Lesbarkeit schliesst diese Schreibweise die weibliche Form mit ein.

Die Schmerzverarbeitung im Rückenmark und im Gehirn hängt also nicht nur vom peripheren Reiz ab, sondern von weiteren somatischen und psychischen Faktoren.

So gesehen können chronische Schmerzen als komplex und nicht-linear angesehen werden. Wollen wir therapeutisch eingreifen, ist oft eine lineare Massnahme (z. Bsp. ausschliesslich medikamentöse Behandlung) nicht erfolgreich. Dejung fasst dies in seinem Beitrag prägnant zusammen: «Wenn wir die Schmerzmedizin der letzten Jahre und Jahrzehnte unvoreingenommen betrachten – eine Erfolgsgeschichte ist sie nicht.» Dejung weiter:

> Eine Forschung auf dem Gebiete der unspezifischen Bewegungsapparat-Schmerzen existiert praktisch nicht. Die einzige Nationalfondstudie, welche sich mit solchen Problemen befasst hat (NFP 26B über Chronifizierung von Rückenschmerzen) kommt zum Schluss, dass bei diesen Störungen keine fassbaren Einzelursachen vorliegen und dass für ein Verständnis des chronischen Rückenschmerzes das traditionelle medizinisch-naturwissenschaftliche Krankheitsmodell untauglich ist.

In diesem Sinne soll der vorliegende Band mithelfen, der Individualität und Komplexität bei der Schmerzchronifizierung Rechnung zu tragen mit einem interdisziplinären therapeutischen Ansatz unter Berücksichtigung der Pathophysiologie des Schmerzes. Wenn dadurch Schmerzen gemindert und Medikamente eingespart werden können, ist ein wichtiges Ziel erreicht.

Allen Referenten und Autoren möchte ich hier ganz herzlich danken. Der einleitende Beitrag des Direktors des Physiologischen Institutes der Universität Bern, Prof. Dr. Hans Lüscher, war als Vorlesung ohne schriftlichen Beitrag geplant. Bei ihm möchte ich mich auch für die verschiedenen sehr interessanten und anregenden Diskussionen bedanken. Danken möchte ich auch dem Sekretariat der KIKOM für die umsichtige Organisation und Weiterverarbeitung der Manuskripte. Letztendlich hat aber diese Vorlesungsreihe «gelebt» vom Interesse der Zuhörer und den interessanten Fragen.

Esther Fischer-Homberger

Schmerzfreiheit und Schmerzverlust – zur Geschichte des Umgangs mit dem Schmerz

Was ist Schmerz? Alle wissen es, alle kennen ihn, gleichzeitig ist er notorisch schwer beschreib- und kaum definierbar. Ist Schmerz ein objektiv fassbares Zuviel an Reiz? Dem widerspricht, dass dieselben Reize je nach inneren und äusseren Umständen als unerträglich schmerzhaft oder als ganz belebend wahrgenommen werden können. Müsste Schmerz also als eine rein subjektive Empfindung verstanden werden – wo es doch kaum etwas Konkreteres gibt als einen Schmerz?

Jedenfalls tut er weh, der Schmerz.

Und jedenfalls hat er mit Grenzen zu tun und mit einem Gefühl von Grenzverletzung – und insofern die Haut ein Inbegriff von körperlicher und psychischer Grenze ist, mit Haut.

Beschreibungen wie «'Es' tut weh», «'Es' sticht oder 'Es' zieht» und Charakterisierungen des Schmerzes als «bohrend», «sägend», «brennend» oder «lanzinierend» implizieren die Auffassung, dass «Schmerz» uns gewissermassen von aussen «zu-gefügt» wird, dass da etwas, was eigentlich nicht zu uns gehört, doch untrennbar mit uns verbunden wird.

Der hochberühmte und in mancher Hinsicht bis weit in die Neuzeit hinein massgebende antike Arzt Galen (der im 2. Jahrhundert nach Christus lebte) hat sich bemüht, den «Schmerz» zu definieren. So beschrieb er ihn als eine «Trennung von Zusammenhängendem» (lat. «solutio» oder «dissolutio continuitatis»). Galen verstand «Schmerz» also als eine Empfindung, die in einer Trennung wurzelt.

Interessant ist, dass Galen auch die Wunde als «solutio continuitatis» definiert – in seiner «Trennung des Zusammenhangs» ist Psychisches und Physisches nicht getrennt. Die «Wunde» erscheint da gleichsam wie eine Verkörperung von «Schmerz», der «psychische» Schmerz als eine immaterielle Wunde. In Galens Schmerzverständnis hat das ganze Spektrum menschlicher Leidensmöglichkeit Platz, vom Schnitt im Finger bis zum gebrochenen Herzen und dem Leiden an der Gebrochenheit, welche unsere Bewusstseinsfähigkeit mit sich bringt.

Mit Schmerz kann verschieden umgegangen werden. Man kann sich seinem Weh zuwenden – einer Wunde zum Beispiel: Was schmerzt da? Wer war das? Was «sagt» mir ein Schmerz, und was kann ich tun, ihn zu lindern?

Man kann sich von einem Schmerz aber auch abwenden. Man kann ihn als böse, unpassend, sinnlos oder einfach störend ablehnen und ihn ausschalten, so gut es geht, sei es, indem man ihn nicht beachtet, sei es, indem man ihn betäubt.

Man kann also mehr integrierend oder mehr desintegrierend mit Schmerz umgehen. Immer aber – und das ist das Leitmotiv der folgenden Ausführungen – gehört die doppelte Reaktion zum Phänomen «Schmerz»: Die Kombination von integrierender und desintegrierender Reaktion, das gleichzeitige Anerkennen und Ablehnen des «Schmerzes». In Galens Definition des Schmerzes als «Trennung von Zusammenhängendem» ist beides drin: Die Trennung zerstört den Zusammenhang, gleichzeitig weist sie, solange sie schmerzt, auf den Zusammenhang hin. Wie die Trauer gleichzeitig von Verlust und von Verlorenem redet.

Immer wieder verschieden ist freilich die Mischung von integrierender und desintegrierender Reaktionsweise. Je nach innerer und äusserer Situation wird mehr zugewendet oder mehr ablehnend auf denselben Schmerzreiz reagiert. Zuweilen erscheint ein Schmerz sinnvoll, zuweilen nur überflüssig, zuweilen regt ein Kopfweh zu Entspannungsübungen an, zuweilen lediglich zum Einwerfen eines Analgetikums. Müdigkeit oder Angst senken die Schmerzschwelle. Und je nachdem, wer einem einen Schmerz zufügt, tut dieser mehr oder weniger weh.

Auch je nach historischer Situation variiert die Proportion, in der sich im Umgang mit dem Schmerz desintegrierende und integrierende Haltung mischen.

Die christlich-mittelalterliche Kultur zum Beispiel hat insgesamt eine hohe Schmerzbereitschaft gepflegt. Die idealen mittelalterlichen Menschen haben ihre Schmerzen willig auf sich genommen – als Passion in der Nachfolge Christi, des «Schmerzensmannes» oder in der Identifikation mit Maria, der Schmerzensmutter; zu Ehren Gottes, als Sühne und als Prüfung auf dem Weg zur Erlösung.

Während die Neuzeit den Schmerz charakteristischerweise ablehnt. Sie betrachtet den Schmerz als krankhafte Erscheinung, die es nach Möglichkeit zu vermeiden beziehungsweise wegzubehandeln gilt.

Als ob an die Stelle des mittelalterlichen «heilen» Menschen nun der «gesunde» Mensch getreten wäre. Als ob die Neuzeit an die Stelle der Erlösung durch den Schmerz die Erlösung vom Schmerz gesetzt hätte.

Zu den Hintergründen dieser Umwertung des Schmerzes gehört wohl, dass die mittelalterliche Kirche die Leidensbereitschaft ihrer Gläubigen vielfach übermässig strapaziert und zur Vermehrung ihrer Macht missbraucht hat.

Auch die Traumatisierung durch neue, eingreifendere und unpersönlichere Formen von Gewalt – durch die Begegnung mit fremden Kulturen zum Beispiel und die Entwicklung und Verbreitung der Feuerwaffen – dürfte im ausgehenden Mittelalter und in der frühen Neuzeit eine vermehrt desintegrierende Haltung gegenüber dem Schmerz gefördert haben:.

Es ist interessant, dass eine desintegrierende Gestik im Übergang zur Neuzeit die gesamte Medizin erfasst.

Hatte sich das Mittelalter den menschlichen Leib als ein Gefäss vorgestellt, in welchem vier Säfte – Blut, Schleim, gelbe Galle und schwarze Galle – gleichgewichtig gemischt sind, betrachtete die Neuzeit den Körper mehr wie eine aus ihren Einzelteilen zusammengesetzte Maschine, als einen aus vielen Organen zusammengesetzten «Organismus». Das Desintegrieren, Zerlegen, Auflösen, Analysieren und Neu-Zusammenfügen von Zusammenhängen dient der Neuzeit als Erkenntnismethode und Mittel zur Lebensbewältigung. Weh tut ihr das nicht mehr, weil ihr Weltbild von vornherein aus Teilen zusammengesetzt ist und sie auch das beobachtende Subjekt als von seinen Objekten getrennt imaginiert. So wird im Übergang zur neuzeitlichen Medizin die Sektion enttabuisiert (secare = lat. zerschneiden, zerlegen) und die Anatomie zur medizinischen Grundlagenwissenschaft erhoben (anatemnein = griech. zerschneiden, zergliedern).

Indem die «dissolutio continuitatis», die «Trennung von Zusammenhängendem» zur selbstverständlichen Grundlage des neuen medizinischen Menschenbilds geworden ist, taugt sie nicht mehr zum speziellen Verständnis des Schmerzes.

Die Organmedizin (oder Solidarpathologie) betrachtet Krankheit nicht mehr als Ausfluss eines Ungleichgewichts der Säfte, der «Humores» – im Rahmen dessen ein Übermass an «schwarzer Galle» zum Beispiel einen Krebs oder eine Melancholie (melas = schwarz, chole = Galle) mit sich bringen kann. Sie versucht den Sitz von Krankheiten vielmehr in den einzelnen Organen zu finden, zu lokalisieren. Schmerz wird dann entweder ein Symptom, ein Hinweis auf eine bestimmte Störung, oder, wissenschaftlich verstanden, ein Phänomen, welches im Nervensystem seine körperliche Grundlage hat. Die Nerven, als Strukturen zwar altbekannt, werden nun zu Leitungen, die zum Beispiel die Meldung einer Beschädigung von irgendwoher am Körper zum Gehirn bringen, wo sie als Schmerz wahrgenommen wird. Damit wird das Phänomen Schmerz sozusagen «neurologisiert», Schmerz wird zu einem «Leitungsereignis».

René Descartes (1596–1650), der als Vater der «dualistischen Leib-Seele-Lehre» gilt, imaginierte die Nerven als eine Art von Seilen, die von allen Körperstellen her zum fühlenden Gehirn führen (1632). Ein Schmerz am Fuss würde dann sozusagen an dem Seil zupfen, das von dort zum Hirn führt und dort oben einen Alarm auslösen, einen Feueralarm zum Beispiel, wenn dieser Fuss sich etwa zu nah am Feuer befände. Descartes stellt sich vor, dass die «Teilchen dieses Feuers [...] die betroffene Stelle der Haut [...] in Bewegung [...] versetzen [...] ebenso wie man in dem Augenblick, in dem man an dem Ende eines Seilzuges zieht, die Glocke zum Klingen bringt, die an dem anderen Ende hängt».

Die schmerzvermittelnden Nerven wirken in diesem Bild wie die Materialisierung des Abstandes, welchen die wahrnehmende Seele des Cartesius vom körperlichen Ereignis nimmt. Das leidende Ich hat sich von der Quelle des Schmerzes distanziert. Damit ist die Perspektive der Anästhesie eröffnet, welche hofft, dass durch die Trennung von schmerzleitenden Strukturen der Schmerz verschwände, was ein Jahrhundert später der hochberühmte Berner Albrecht von Haller (1708–1777) bestätigen sollte.

Er hat 1752 eine Arbeit «Von den empfindlichen und reizbaren Theilen des menschlichen Leibes» publiziert. Darin macht er klar, dass von allen Geweben «die Nerven allein» für Empfindungen verantwortlich seien. Haller wusste, dass es nicht überall gleich viele Nerven gebe. Es sei vorzüglich die Haut sehr empfindlich. «Man mag dieselbe reizen, auf welche Art man will, so schreyet das Thier». Wo keine Nerven seien, gebe es keinen Schmerz. Wenn man etwa den Schienbeinnerv eines Hundes durchtrenne, so könne man «das Glied aller Orten ohne entstehenden Schmerz zerfetzen». Ein Glied, das nicht durch Nerven mit der individuellen Psyche verbunden ist, ist für ihn sozusagen inexistent. Schmerz und Trauer über ein verlorenes Glied oder ein zerfetztes Versuchstier passt nicht in dieses Konzept. Dass Trennungsschmerz eine Ganzheit evoziert, ist in diesem Konzept nicht impliziert. Es «gehet mich ein von meinem Leibe abgeschnittener Finger», schreibt Haller,

> nichts mehr an, die Veränderungen desselben beziehen sich nicht mehr auf mich, und erwecken weder [...] Schmerz noch [...] Gedanken in mir; es wird daher ein [...] abgeschnittener Finger [...] von meiner Seele [...] nicht bewohnet. Dieser Finger ist sowohl von meiner Seele, als welche ganz geblieben [...] als auch von der Seele eines jeden andern Menschen [...] unterschieden, und auch von derselben ausgeschlossen. Denn mein Wille ist mir nach Abschneidung des Fingers ganz unverletzt geblieben.

Haller hat also – mit Hilfe vieler grausamer Tierversuche – bewiesen, dass Nervendurchtrennungen den Zustand von Fühllosigkeit herbeizuführen vermögen.

Es konnte nun vieles nicht mehr wehtun.

So ist die «Trennung von Zusammenhängendem», als welche Schmerz bis weit ins Mittelalter in antiker Tradition definiert wurde, in der Neuzeit zum Heilmittel gegen Schmerz geworden.

Die Antike hatte den Zustand von Fühllosigkeit mit dem Tod assoziiert. Für die Neuzeit wurde dadurch eine Anästhesie vor dem Tode denkbar.

Mit der cartesischen Trennung von Körper und Seele haben sich Begriffe voneinander gelöst, die im Licht von früheren, nun als veraltet geltenden Modellen zusammengehört hatten: Leib und Seele, Leid und Schmerz, psychischer und körperlicher Schmerz. David B. Morris, der Autor einer sehr schönen «Geschichte des Schmerzes» (deutsch 1993), spricht in diesem Zusammenhang vom «Mythos von der Zweiheit der Schmerzen» («myth of the two pains»). Auch Leid und Mit-Leid sind mit dieser Trennung ganz zweierlei geworden.

In der Folge wurden Anatomie und Physiologie der nervösen Leitung des Schmerzes weiter erforscht und verfeinert. Haller hat klargemacht, dass ausschliesslich Nerven schmerzleitend seien. Nach ihm wurden die Schmerzmöglichkeiten sozusagen weiter eingeschränkt. Nicht alle Nerven, fanden im früheren 19. Jahrhundert die Herren Bell und Magendie, vermöchten Sinneseindrücke zu vermitteln, sondern ausschliesslich die sensorischen, die von der Peripherie zum Hirn führten. Nicht alle sensorischen Nerven seien schmerzleitend, fand man später, sondern, auf der Haut zum Beispiel, spezifische Schmerznerven, ausgehend von umschriebenen «Schmerzpunkten». Durch Nerven, die Wärme- oder Druckempfindungen leiteten, könnte kein Schmerz vermittelt werden. Dieser Theorie stand in der Mitte des 19. Jahrhunderts eine andere gegenüber, welche postulierte, dass verschiedene Sinnesreize mit steigender Intensität in Schmerz umschlagen könnten. Die interessierte seinerzeit aber weniger. Denn man hoffte, es könne das Schmerzerleben ohne Beeinträchtigung der übrigen Empfindlichkeit selektiv ausgeschaltet werden.

Das ist die Hoffnung der – unserer – «Anästhesiekultur».

Die Praxis blieb hinter diesen Hoffnungen zunächst weit zurück. Die Chirurgie, die trennende und schneidende Heilmethode, schritt weiter fort und fort. Zur Bekämpfung von Schmerz standen ihr wenig mehr zur Verfügung als Opium, Kälte und Alkohol. Die entsprechenden Schmerzen wurden allmählich unzumutbar sowohl für PatientInnen als auch für Ärzte.

So beschreibt die Romanautorin Fanny Burney, wie 1811 zu Paris der Chirurg, der sie operieren sollte, 6 Helfer mitbrachte, um sie festzuhalten. Vorher hatte sie Wein und wohl etwas Opium bekommen.

Diese Situation rief, ja schrie nach mehr Anästhesie.

Kurz vor der Mitte des 19. Jahrhunderts endlich wurde die Narkose entdeckt. Am 16. Oktober 1846 wurde zu Boston die erste Operation in Äthernarkose schmerzfrei durchgeführt. Dieser Tag wurde später als «Todestag des Schmerzes» besungen. Für die Narkose sorgte der Zahnarzt William Morton. Der Jubel über den seit Generationen erhofften Fortschritt war enorm. Der 16. Oktober ist noch ein halbes Jahrhundert lang jährlich als «Äther-Tag» begangen worden.

Zum Gedenken an diesen «Ether Day» wurde im öffentlichen Park, im «Public Garden» zu Boston ein Monument errichtet. «And there shall be no more pain» steht auf dessen Sockel – «und Schmerz wird nicht mehr sein». Beim Erzählen der Geschichte der ärztlichen Schmerzbekämpfung werden oftmals biblische, auch heroische und soldatische Töne angeschlagen: «Kampf gegen Schmerz und Tod»; «The Battle for Oblivion»; «Besiegter Schmerz» sind typische Titel anästhesiegeschichtlicher Werke.

Nicht zufällig ist die erste Narkose in den USA durchgeführt worden. Die USA sind in der Geschichte der Anästhesiologie und des Schmerzes auch später führend geblieben. Schmerz war und ist da ein grosses Thema und ein durchgreifend desintegrierender Umgang mit Schmerz hat den Auswanderern offenbar nahe gelegen.

Ebenso wenig ist es ein Zufall, dass gerade ein Zahnarzt die erste spektakuläre Narkose eingeleitet hat. Zahnärzte haben zur Entwicklung der Anästhesiologie in ihren Anfängen besonders viel beigetragen. Denn sie waren an der Schmerzbetäubung berufshalber zentral interessiert – nur dank ihr konnte das Zahnbrecherhandwerk sich überhaupt zu einer Zahnheilkunde entwickeln. In voranästhetischen Zeiten ist man zum Zahnarzt sozusagen nur gegangen, um sich einen Zahn ziehen zu lassen, und nur, wenn dieser Zahn noch mehr schmerzte als das Ziehen oder um sich ein Gebiss machen zu lassen.

Auf das 20. Jahrhundert hin erfolgte ein weiterer anästhesiegeschichtlicher Schub. Damals nämlich begann die chemisch-pharmazeutische Industrie Analgetika auf den Markt zu bringen. Die Einführung des «Aspirin» Bayer im Jahre 1899 verlief zwar weniger dramatisch als die der Narkose. Mentalitätsgeschichtlich aber ist sie für unsere Gesellschaft noch bedeutend wichtiger gewesen. Denn die Narkose kann vom Schmerz befreien, wenn operiert wird, die Schmerzpillen, die «painkillers» jedoch sind Alltagsdrogen geworden. Das Aspirin ist, wie es Janis Joplin's Schwester formuliert, «das universelle Trostpflaster des Amerikaners» geworden. Die Schmerzbekämpfung hat unsere Welt so verändert, dass es Sinn macht, den Anfang des Modernismus geradezu auf 1899, das Erscheinungsjahr des Aspirins zu datieren, wie dies der erwähnte Historiker des Schmerzes David B. Morris vorschlägt. Und man ist geneigt, ihm darin zu folgen.

Narkose und Anästhesie haben der Chirurgie Tür und Tor geöffnet. Mit der Technologie der Schmerzbetäubung rückten Verletzungen in den Rahmen des Gewohnten oder doch des Handhabbaren, die vordem Revolutionen ausgelöst hätten. Die Entwicklung von Chirurgie und Anästhesiologie, Krieg und Schmerzbekämpfung, Grenzenlosigkeit und Betäubung sind Hand in Hand gegangen. Auch die Schmerzchirurgie, welche, um die «Dissolutio continuitatis» unspürbar zu machen, Schmerzleitungsbahnen durchtrennt, begann sich nunmehr zu entfalten.

Im Jubel über die Befreiung vom Schmerz gab es kaum Verlustgefühle. Der Schmerz konnte einem gestohlen bleiben, man lebte lieber ohne ihn. Eine gewisse Achtung genoss er weiterhin lediglich als Hinweis auf Störungen, als Symptom, als «bellender Wachhund der Gesundheit», der jedoch zu kläffen aufhören sollte, nachdem er seinen Meister, den Arzt, herbeigerufen hatte. Weitgehend verloren hat sich der psychosoziale Gebrauch des Schmerzes als Disziplinierungsmittel (engl. pain = Schmerz, kommt wie die Pein von lat. poena = Strafe). An seine Stelle ist, wie Michael Lewis bemerkt, die traumatisierende Beschämung getreten, auch «peinlich» leitet sich von «poena» ab. Schmerz tapfer zu ertragen galt nicht mehr als besonders ehrenwert, nachdem die Technik Möglichkeiten bereitgestellt hatte, ihn zu vermeiden. Mit der Entehrung des Schmerzes ist aber die Schmerztoleranz gesunken und eine wichtige Ressource entkräftet, die es möglich macht, auch mit Schmerz zu leben.

Als Grenzerfahrung schliesslich, als Pforte zu anderen Welten, zu erweitertem Bewusstsein, zur Ekstase, ist der Schmerz sozusagen ganz vergessen. Höchstens der Liebeskummer, der Trennungsschmerz zusammengehöriger Herzen geniesst noch einige Achtung. Das «gebrochene Herz» (nicht der Herzinfarkt – der «Mythos von der Zweiheit der Schmerzen» trennt psychische und körperliche Leiden) gilt noch immer als ehrwürdige Narbe einer Begegnung mit dem «Anderen». Ansonsten wird, wer dem Schmerz etwas Positives abgewinnt, rasch als masochistisch abdiagnostiziert.

Skepsis gegenüber dem Anästhesierungsjubel erschien bis mindestens um die Mitte des 20. Jahrhunderts als rückständig. Ins Abseits manövrierte sich, wer auf die Funktionalität des Schmerzes aufmerksam machte oder auf die bedrohliche Macht, die sich mit der Kontrolle über den Schmerz in ärztlichen Händen konzentrierte. Nachdem die englische Königin Victoria unter Chloroformnarkose geboren hatte, wurde die Geburt «à la reine» Mode. Wer die Wehen der Geburt nicht missen wollte, fand sich rasch in der Schublade jener finsteren Theologie, welche Gottes Plan, die Frauen für Evas Gelüste nach Erkenntnis in alle Ewigkeit durch Geburtsschmerzen zu bestrafen, zum ihren machte. Noch 1985 bemerkten amerikanische Anästhesiehistoriker herablassend, es sei in Europa die mittelalterliche Einstellung zum Schmerz schwer auszurotten gewesen. So habe sogar ein Beaudelaire, von der Unverzichtbarkeit des Schmerzes redend, die Wohltaten der Anästhesiologie in Frage gestellt.

Auch die Kunst, mehr integrierend mit Schmerz umzugehen, hat im Zug der Anästhesierungseuphorie einen enormen Börsensturz erlitten. Pfarrer, Frauen oder Naturheilkundige, die sich dem Schmerz mit Berührung, Massage, Kräutern, Bädern, Trost oder Wickeln zuwandten, verloren radikal an therapeutischem Prestige. Geistliche, die dem Schmerz einen Sinn zu geben suchten, standen im Licht des Glaubens an eine schmerzfreie Zukunft geradezu als Volksschädlinge da.

Von der Mitte des 20. Jahrhunderts an wurde es aber allmählich klar, dass der Siegeszug gegen den Schmerz wie alle Siegeszüge seine Grenzen hatte.

In den 1950er und 1960er Jahren fing es an aufzufallen, dass gewisse chronische, therapieresistente Schmerzzustände sich geradezu epidemisch verbreitet hatten. Die traditionelle Schmerz-Leitungstheorie hatte noch glauben können, man habe einfach «noch nicht» genügend und «noch nicht» die richtigen Schmerz-Leitungsbahnen durchtrennt. Nun aber wurde es allmählich klar, dass gerade manchen chronischen oder chronifizierten Schmerzen durch Leitungsunterbrüche eben gerade nicht beizukommen war. Und gerade diese häuften sich im Schatten der schmerztherapeutischen Möglichkeiten unheimlich an. Man sprach daher auch von einer Epidemie von «therapieresistenten» Schmerzen.

Es fing nun auch ein eigentümlicher Verlust an emotionaler und sinnlicher Wahrnehmungsfähigkeit an aufzufallen. Der Amerikaner Robert J. Lifton (der unter anderem die Psychologie des Völkermordes untersucht hat) hat den entsprechenden Zustand als «psychic numbing» («psychische Taubheit») beschrieben. Und Morris, der Schmerzhistoriker, hat diesen mit unserer Anästhesierungskultur in Verbindung gebracht, zumal die psychische Taubheit typischerweise mit einer Schmerz-Überempfindlikchkeit einhergeht. Der übermässig desintegrierende Umgang mit dem Schmerz führt offenbar zu einem gleichzeitig fühllosen und wehleidigen Zustand, zu einem Zustand, in welchem der Schmerz nach Unempfindlichkeit schreit und die Unempfindlichkeit nach Schmerz, ein Zustand, in dem die Welt, die äussere wie die innere, sozusagen nur noch an der Schmerzgrenze wahrgenommen wird.

Eine solche Kombination von An- und Hyperästhesie, von Unempfindlichkeit und Überempfindlichkeit gegenüber Schmerz, ist eigentlich für die klassische Hysterie des 19. Jahrhunderts typisch. Sie hat sich aber seither so sehr verbreitet, dass Morris eine «Hysterisierung» unseres Schmerzerlebens diagnostiziert.

Die Anästhesierungskunst hat uns keine dauernde Befreiung von Schmerz verschafft. Die Produktion von jährlich über 30'000 Tonnen Aspirin hat in den 1990er Jahren nicht ausgereicht, uns eigenen und fremden Schmerz nachhaltig von Leib und Seele zu halten. Die Bewegung, welche Verletzung mit Betäubung beantwortet und Betäubung mit Verletzung, beschreibt keinen Kreis, sondern eine eskalierende Spirale, und je mehr wir den Schmerz ablehnen, desto aufsässiger meldet er sich wieder.

Das massenhafte Auftreten des so genannten chronischen Schmerzes hat enorme Bewegungen in den theoretischen und den praktischen Umgang mit dem Schmerz gebracht. In den 1960er und 70er Jahren ist es zur Gründung der ersten spezialisierten Schmerzkliniken gekommen, in welchen nun interdisziplinär und bald auch interkulturell mit allen möglichen Kombinationen von desintegrierenden und integrierenden Schmerzbehandlungen gearbeitet werden sollte. 1973 wurde die «International Association for the Study of Pain» (IASP) gegründet, man begann sich zu Schmerzsymposien zu treffen, bis 1990 sind zum Thema Schmerz mindestens 15 Periodika neu begründet worden. Dank dem »chronischen Schmerz» ist das Phänomen Schmerz zum Brennpunkt vielfältigsten Interesses geworden.

Der chronische Schmerz veranlasste auch zu neuem schmerztheoretischem Nachdenken.

Man versuchte zum Beispiel, den «chronischen» Schmerz als «zentralen» zu verstehen, der im Hirn entstehe und daher durch periphere Leitungsunterbrechungen nicht zu beheben sei.

Man betrachtete ihn auch als «Deafferenzierungsschmerz», der nicht trotz, sondern gerade wegen der Unterbrechung von Schmerzleitungen entstehe.

1965 publizierten Ronald Melzack und Patrick D. Wall ihre «Schleusen-Kontroll-Theorie». Sie besagt, es werde im Rückenmark entschieden, ob und wie stark ein bestimmter Reiz als Schmerz wahrgenommen werde. Es finde da, so die Autoren, eine Art aktiver Eingangskontrolle statt, die sowohl von der Peripherie als auch vom Gehirn her mitgesteuert werde. Mit ihrer «gate control theory» («Schleusen-Kontroll-Theorie») konnten Melzack und Wall erklären, wieso psychische Gestimmtheiten das Schmerzerleben beeinflussen, wieso Lachen gegen Schmerzen hilft und Wickel, Musik, Sinngebung oder Trost Schmerzen zuweilen mehr zu lindern vermögen als ein Schmerzmittel. Sie konnten auch erklären, wieso ein Rückenschmerz manchmal von einer Trennung erzählt und eine Kränkung sich in chronischem Kopfweh äussert.

Mit dieser Theorie konnten Melzack und Wall an ältere Forschungen anknüpfen, welche die Praxis der Schmerzbekämpfung bis dahin wenig beachtet hatte, so diejenigen des Physiologen Ernst Heinrich Weber (1795–1878) oder des Neurophysiologen und späteren Nobelpreisträgers Charles Scott Sherrington (1857–1952). Weber hatte gefunden, dass verschiedene Sinnesreize mit steigender Intensität in Schmerz umschlagen können, dass Schmerz mithin ohne Verlust der übrigen Empfindlichkeiten ausgeschaltet werden könne. Sherrington hat seine Befunde über Gesetzmässigkeiten der Verstärkung oder Abschwächung von Schmerzsignalen auf der Ebene von Rückenmark und Gehirn in seinem Buch über die «Integrativen Funktionen des Nervensystems» (1911) publiziert, Befunde, die den Einfluss von Emotionen auf die Schmerzwahrnehmung, die Wirkung des Schocks auf die nervösen Funktionen und die mögliche Verselbständigung von Schmerzwahrnehmungen erklären können. Im Licht der neuen Schmerzkonzepte gewannen diese Erkenntnisse neue praktische Relevanz. Sie machten verständlich, dass die am Leitungsmodell orientierte Schmerzbekämpfung in manchen Fällen scheitern musste. Und manche naturheilkundliche oder psychotherapeutische Behandlungsweisen von Schmerz, deren Erfolge man bislang nicht hatte erklären können und daher als illusorisch abgetan hatte, standen nun plötzlich als theoretisch wohlbegründete Verfahren da. Damit ist einmal mehr bestätigt, dass Therapien durch ihre theoretische Untermauerung eine Aufwertung erfahren, dass umgekehrt die Möglichkeit therapeutischer Anwendung der Rezeption von Denkansätzen den Weg ebnet.

Das Phänomen Schmerz scheint den Lauf der Medizingeschichte auf besondere Weise mitbestimmt zu haben. Der Art, wie mit Schmerz umgegangen wird, kommt zweifellos in der Beziehung zwischen Kranken und Heilenden eine zentrale Stellung zu. So gehen vom Schmerz vermutlich ständig mächtige Impulse auf ärztliches Nachdenken und Handeln aus. Und ganz besonders scheint dies der Fall gewesen zu sein zur Zeit der Wende vom Mittelalter zur Neuzeit sowie in der zweiten Hälfte des 20. Jahrhunderts.

Die chronischen Schmerzsyndrome haben uns den einseitig desintegrierenden, nervendurchtrennenden, abspaltenden Umgang mit dem Schmerz schmerzhaft spüren gelehrt. Die Trennung des Zusammenhangs von Psyche und Körper, Mensch und Mitmensch hat angefangen, unerträglich weh zu tun. Die für ärztliche wie leidende Personen qualvollen chronischen Schmerzsyndrome haben uns gezwungen, Dinge wieder als zusammengehörig zu begreifen, die sich im klassisch-neuzeitlichen Denken auszuschliessen schienen – objektiv und subjektiv, innen und aussen, Körper und Psyche und: integrierender und desintegrierender Umgang mit dem Schmerz. Interessanterweise sind wir damit dem alten Galen'schen Verständnis des Schmerzes wieder näher gekommen, dem Verständnis, welches den «Schmerz» wie die «Wunde» als «Trennung des Zusammenhangs» («solutio continuitatis») begreift und dem als Behandlung das «Verbinden» entspricht. Das «Verbinden» im engsten wundpflegerischen Sinn wie im weitesten Sinne der Pflege von Verbundenheit.

Hans Barop

Grundlagen des Herd-/Störfeldgeschehens

Abstract

Der Begriff Störfeld wurde im Jahre 1940 von dem Neuraltherapeuten v. Roques [36] formuliert und damit der Begriff «Herd» erweitert. Bis dato war der Herd per Definition eine regionale bakterielle Entzündung, von der ausgehend Bakterien oder deren Toxine im gesamten Organismus unterschiedlichste Symptome und Erkrankungen auslösen konnten. Das Störfeld berücksichtigt lediglich den nervalen Reizzustand, der von solchen Entzündungen ausgehen kann und der nicht nur durch bakterielle, sondern auch durch unspezifische regionale Entzündungen wie auch durch eine regionale, anhaltend veränderte Reizbarkeit des vegetativen Nervensystems nach Trauma oder Erkrankung entstehen kann. Die daraus an anderer Stelle des Organismus auftretende Erkrankung wird mit dem Begriff Störfelderkrankung bezeichnet und macht nach neuraltherapeutischen Erfahrungen, die seit 1940 gesammelt werden konnten, ca. 30–40% der bestehenden chronischen Erkrankungen aus. In der Literatur bestehen zu diesen Krankheitszusammenhängen allein im deutschsprachigen Raum knapp 500 Veröffentlichungen, die aus Praxis und Klinik stammen, teilweise Einzelkasuistiken und teilweise retrospektive Fallbeispielsammlungen verschiedenster Erkrankungen darstellen.

Die Ätiologien der Störfelderkrankungen lassen sich durchwegs über das vegetative Nervensystem erklären. Die neuroanatomischen Voraussetzungen und die neurophysiologischen Grundlagen dieser Krankheitszusammenhänge sind weitestgehend bekannt. Die experimentellen Grundlagen stammen zum Teil aus der russischen Schule unter Pawlow, von Speranski [42] weitergeführt, und finden ihre Fortsetzung in der Relationspathologie Rickers [34, 35] Anfang des 20. Jahrhunderts. Weitere Exponenten der Hochschulmedizin wie Nonnenbruch [28,29], Sturm [47], Dittmar [6] und Siegmund [41] sind namhafte Vertreter, die die grundsätzliche Beteiligung des vegetativen Nervensystems an allen Lebensvorgängen und damit auch an allen pathologischen Vorkommnissen untersuchten und veröffentlichten.

Das grundsätzlich neue und in der klassischen Medizin nicht bekannte und daher auch immer noch umstrittene Phänomen dieser regulationsmedizinischen

Betrachtungsweise zahlreicher Krankheiten ist, dass fachübergreifend unterschiedlichste Erkrankungen mit ein und derselben Methode, der Neuraltherapie, behandelbar werden, unter einheitlicher Verwendung von Lokalanästhetika. Weiterhin neu für die klassische Medizin ist, dass insbesondere chronische Erkrankungen zu einem großen Teil kausal über das sog. Störfeld behandelt und damit beendet werden können.

Einleitung

Der Begriff Störfeld wurde geprägt, nachdem Ferdinand Huneke 1940 nach einer erfolglosen segmentalen neuraltherapeutischen Behandlung einer schmerzhaften Schultersteife, bei der gleichen Patientin wenig später eine exazerbierte Osteomyelitis am Unterschenkel mit Procain infiltrierte und es nach dieser lokalen Behandlung unerwartet zur vollständigen Beschwerdefreiheit der vorher erfolglos behandelten Schulter kam [17, 18, 19].
  Diese Einzelbeobachtung wurde mit dem Begriff «Sekundenphänomen» bezeichnet, da der Heilungsvorgang der Schulter innerhalb weniger Sekunden stattfand. Diese Beobachtung veranlasste Ferdinand und Walter Huneke bei Patienten, bei denen die segmentale Infiltrationsbehandlung von Lokalanästhetika keine Besserung brachte, in ähnlicher Weise über so genannte Störfelder durch probatorische Injektionen zum Erfolg zu kommen. Nachdem bei zahlreichen Patienten ähnliche Resultate unter diesem neuen Aspekt erzielt werden konnten und vergleichbare Ergebnisse von anderen neuraltherapeutisch tätigen Ärzten erreicht wurden [1, 3, 7, 9, 15, 20, 21, 26, 27, 31, 33, 39, 45], entstand das Konzept der Störfelddiagnostik und Störfeldtherapie.
  Bereits vor Huneke beobachtete der französische Neurochirurg Leriche 1936, dass ein schmerzhaftes Krankheitsbild nach Infiltration einer unauffälligen Narbe mit Procain anhaltend sistierte. Die Allgemeingültigkeit dieses zunächst unklaren Phänomens erkannten jedoch erst Ferdinand und Walter Huneke.
  Die aus den praktischen Erfahrungen im Umgang mit dem Störfeld abzuleitenden Gesetzmäßigkeiten wurden von Ferdinand und Walter Huneke festgehalten [2, 8, 11, 17, 18, 40]:

1. Jede «Stelle» des Körpers kann nach Erkrankung oder Verletzung zum Störfeld werden.
2. Das Störfeld selbst ist in der Regel oligo- oder asymptomatisch.

pathikus und Parasympathikus mittels Acetylcholin, postganglionär vom Sympathikus über Adrenalin/Noradrenalin und vom Parasympathikus erneut durch Acetylcholin. Wie bereits oben erwähnt, ist sowohl die efferente als auch die afferente Endformation des vegetativen Nervensystems strukturell gleich.

Besonderheiten des Sympathikus

Verteilungsweg [5]

Der Sympathikus zeichnet sich durch Besonderheiten im Vergleich zum somatischen Nervensystem aus. Der Faseraufbau ist in der Regel wenig myelinisiert (a-Delta-fasern) oder nichtmyelinisiert (c-Fasern). Die efferente Verteilung ist nicht streng segmental gegliedert, da die präganglionären Fasern bis zu 3 Segmenten nach cranial und kaudal verlaufen, bis sie schließlich in den höher oder tiefer gelegenen Grenzstrangganglien umgeschaltet werden.

Dieses divergente Verteilungsmuster ist typisch für den Sympathikus. Nach Clara verlaufen die Efferenzen von C8-TH4 nur nach cranial, von TH5-TH10 sowohl nach cranial als auch nach kaudal und ab TH11-L2 nur nach kaudal [5, S. 219].

Zusammenfassend weist sowohl der Sympathikus als auch der Parasympathikus in efferenter Richtung eine starke Divergenz auf, in afferenter Richtung eine starke Konvergenz. Es fehlt im Vergleich zum somatischen Nervensystem eine klare segmentale Ordnung.

Durch die vorgegebenen Strukturen des vegetativen Nervensystems ist es möglich, von jeder beliebigen Stelle des Organismus aus den Sympathikus und in eingeschränkter Form auch den Parasympathikus zu beeinflussen, sei es durch Reizung oder durch Reizunterbrechung.

Durch direkte neuronale Verbindungen zwischen Sympathikus und Parasympathikus im Bereich des Ganglion cervicale superius, des Ganglion coeliacum und nicht zuletzt im Bereich der Endformation beider Nervenanteile im Interstitium besteht ein ausgeprägter Informationsaustausch der antagonistisch arbeitenden Anteile. Funktionell ergibt dies eine Synergie in Relation zu den Gewebe- und Organfunktionen.

Neben den sympathischen Verbindungen auf spinaler Ebene zum somatosensiblen und somatomotorischen System finden sich parasympathische Verbindungen auf der Ebene der medulla oblongata und dem Stammhirn zwischen den Vaguskernen und den spinalen Kerngebieten des Trigeminus [5, S. 383].

Weiterhin besteht eine afferente Verbindung des rein vom Vegetativum versorgten Bauchraumes in Form von phrenikalen Afferenzen, [5, S. 146] die, ausgehend von den Organen insbesondere des thorakalen Raumes und des Oberbauches, die spinalen Segmente C3-C6 erreichen und hier neuronale Verbindungen mit dem somatomotorischen und somatosensiblen Nervensystem eingehen. Diese neuronalen Interaktionen ermöglichen Erkrankungen im Bereich der Schulter-Hals-Region als Folge von Erkrankungen des Oberbauches oder des thorakalen Raumes.

Physiologische Grundlagen

Die Funktion des vegetativen Nervensystems besteht zum einen in der Steuerung der Gewebeperfusion, zum anderen in der Modulation der Funktion aller Zellsysteme und Organe. Es gibt damit keine Gewebs- oder Organfunktion, an der das vegetative Nervensystem nicht regulierend beteiligt ist. Dies trifft sowohl im physiologischen Zustand wie vor allem auch im pathologischen Funktionszustand zu [49].

Die Steuerung der Gewebeperfusion, d. h. der eigentliche Stoffaustausch zwischen kapillarem Gefäßsystem und Gewebe erfolgt über das Interstitium durch unterschiedliche Kapillarpermeabilität und unterschiedlicher kapillarer Blutdurchflussgeschwindigkeit. Entscheidend für eine physiologische oder pathologische Perfusion ist der Reizzustand des vegetativen Nervensystems [34].

Relationspathologie [34]

Ricker wies in umfangreichen Experimenten die Abhängigkeit der Gewebeperfusion vom Reizzustand des vegetativen Nervensystems nach. Allein durch unterschiedlich starke Reizung des perivasalen Sympathikus konnten Gewebeveränderungen wie das Ödem, die Leukodiapedese, die Erythrodiapedese und die Degeneration bis zur Nekrose, die Entzündung wie auch die Gewebehyperplasie und die – hypoplasie, wie auch die Thrombose experimentell erzeugt werden [34, S. 78]. Allen diesen durch die unterschiedlich starke Reizung des peripheren vegetativen Nervensystems erzeugten Veränderungen kommt hohe klinische Relevanz zu, da sich diese Gewebeveränderungen bei zahlreichsten Erkrankungen finden.

Ricker fasste 1924 seine experimentellen Ergebnisse in seinem Buch: «Pathologie als Naturwissenschaft – Relationspathologie» – zusammen und erweiterte damit die Zellularpathologie Virchows. Er bewies experimentell, dass eine Erkrankung nicht primär direkt an der Zelle ansetzt, sondern über die primäre Reizung des vegetativen Nervensystems eine pathologische Veränderung der Gewebeperfusion und schließlich die Gewebe- oder Organerkrankungen verursacht.

Physiologische Besonderheiten des Vegetativums [34]

Eine der entscheidenden Eigenarten des vegetativen Nervensystems besteht darin, dass nach regionalen starken oder leichteren mehrmaligen Reizen eine Veränderung der Reizbarkeit des vegetativen Nervensystems dieser Region auftritt. Jeder folgende Reiz nach Abklingen des pathologischen Erstreizes, also auch der physiologische Reiz, der an dieser Stelle zum Tragen kommt, führt zu einer pathologischen Reizantwort [34, S. 95]. Diese als Engrammierung zu bezeichnende Veränderung des vegetativen Nervensystems ist die Grundlage vieler chronischer Erkrankungen. Ricker beschreibt dieses Phänomen in seinem Buch der Relationspathologie bei zahlreichen experimentellen Untersuchungen am Tier.

Klinisch bedeutet dies allgemein, dass nach einer einmaligen Verletzung oder regionalen Erkrankung der vegetative Nervenanteil des betroffenen Gewebes in einem pathologischen Reizzustand verbleiben kann, der über die daraus resultierende Perfusionsstörung regional (Segmenterkrankung) wie auch überrregional (Störfelderkrankung) eine chronische Erkrankung bewirken oder unterhalten kann. Die Art der folgenden Erkrankung hängt von der Stärke der anhaltenden pathologischen Reizung ab.

Die bereits bekannte Herdwirkung, die in einer regionalen bakteriellen oder auch unspezifischen Entzündung bestehen kann und auf dem Wege vegetativer wie auch somatischer Afferenzen (Nozizeptoren) eine segmentale oder auch segmentübergreifende Wirkung haben kann, wird durch die Besonderheit der Engrammierbarkeit des Vegetativums deutlich erweitert.

Therapeutisch reicht es demnach nicht aus, die bakterielle oder unspezifische Beherdung operativ zu entfernen, sondern anschliessend den regionalen pathologischen Reizzustand der vegetativen Afferenzen durch wiederholte Umflutung mit Lokalanästhetika anhaltend zu löschen [1, 2, 8, 11].

Folgen der persistierenden Reizung

Grundsätzlich sind zwei verschiedene Folgen der pathologischen anhaltenden Reizung des Vegetativums möglich:
1. Durch Persistenz der regionalen pathologischen Reizung ist eine regionale Erkrankung (in der Regel chronisch) möglich. Hierzu ein Beispiel: die sog. posttraumatische Arthrose, die aufgrund einer Verletzung nach unterschiedlich langem Zeitintervall zur Degeneration des Gelenkes führen kann, mit allen entsprechenden klinischen Symptomen wie Schwellung, Deformierung, Knorpeldegeneration, Erguss und Schmerz.
2. Durch Persistenz der regionalen pathologischen Reizung kommt es segmentübergereifend zu einer über die vegetativen Afferenzen laufenden Erkrankung an völlig anderer Stelle. Der Ablauf dieser Erkrankung erfolgt über den afferent-konvergierenden, efferent-divergierenden vegetativen Leitungsbogen (sog. Störfelderkrankung).

Hierzu einige Beispiele:

Die Glomerulonephritis, die nach wiederholten bakteriellen Tonsillitiden als nicht bakterielle Nierenerkrankung auftritt.

Die Polyarthritis, die nach Tonsillitiden, intestinalen Infekten, Nasennebenhöhlenentzündungen als nicht bakterielle Synovialitis unterschiedlicher Gelenke auftritt mit folgend schwersten regionalen entzündlich-degenerativen Veränderungen des gesamten Gelenkes.

Das Asthma bronchiale, welches nach rezidivierenden Nasennebenhöhleninfekten und Tonsillitiden auftritt als allergische Erkrankung.

Dem unter 1. und 2. geschilderten Vorgang ist gemeinsam die persistierende pathologische Reizung des Vegetativums, die sowohl eine regionale segmentale Erkrankung hervorrufen kann, wie auch eine nicht segmentgebundene, im Wesentlichen über den sympathischen Leitungsbogen ablaufende Erkrankung an völlig anderer Lokalität.

Aus diesen experimentellen wie vor allem auch klinischen Beobachtungen, leitet sich ein wesentlicher Unterschied im Verständnis um die Ätiologie eines Krankheitsbildes ab. Besondere Relevanz erreicht diese Eigenart des vegetativen Nervensystems in der Form, als durch wiederholte Applikation von Lokalanästhetika an der Stelle des primären Reizes die pathologische Reizbarkeit des Vegetativums normalisiert werden kann und damit das Krankheitsbild sistiert. Die-

Grundlagen des Herd-/Störfeldgeschehens 27

ser Vorgang war mit eines der ersten Phänomene, welches bei der Verwendung von Lokalanästhetika auffiel [44, 38, 24, 25, 18].

Erwähnenswert ist in diesem Zusammenhang, dass die therapeutisch vielfältige Einsatzmöglichkeit von Lokalanästhetika rein empirisch entwickelt wurde, ohne Kenntnis der bereits bestehenden experimentellen Erkenntnisse über das Vegetativum.

Klinische Anwendung der Störfelddiagnostik und Störfeldtherapie [2, 8, 11]

Die aus den oben beschriebenen unterschiedlichen Reizzuständen des vegetativen Nervensystems resultierenden Segment- oder Störfelderkrankungen sind auf dem selben Wege, wie sie entstanden, auch therapeutisch zugänglich. Es ist daher folgerichtig, zur Therapie Lokalanästhetika zu verwenden, die wiederholt den pathologischen Reizzustand unterbrechen, und damit die Reizbarkeit des vegetativen Nervensystems anhaltend normalisieren.

Diese Normalisierung bedeutet gleichzeitig auch Beendigung der Erkrankung, da die physiologische Regulationsfähigkeit des Vegetativums wieder hergestellt ist. Der besondere aus diesen Verhältnissen resultierende Wert der Neuraltherapie besteht darin, dass mit Hilfe dieses Therapiekonzeptes insbesondere chronische Erkrankungen beendet werden können.

Die verschiedensten Krankheitssymptome, die initial über den regionalen pathologischen Reizzustand des vegetativen Nervensystems entstehen, wie die Entzündung, die Degeneration, die Allergie und der Schmerz sind immer durch den selben therapeutischen Vorgang zu beheben. Daher besteht ein auf den ersten Blick erstaunlicher Indikationskatalog für unterschiedlichste Erkrankungen, die mit gleicher Methode kausal behandelbar werden.

Störfelddiagnostik

Im Rahmen der Störfelddiagnostik spielt die neuraltherapeutische Anamnese eine besondere Rolle. Aus der Erfahrung, dass jede Vorerkrankung oder Verletzung ein Störfeld hinterlassen kann, ist die Dokumentation der Vorgeschichte des Patienten besonders wichtig. Alle Erkrankungen oder Verletzungen, die vor dem aktuell zu behandelnden Krankheitsbild abgelaufen sind, können daher in kausaler Beziehung zu diesem aktuellen Krankheitsbild stehen. Weiterhin bedeutend ist die klinische Untersuchung des Patienten, wobei die Inspektion und Palpation sehr häufig Auskunft über vergessene Vorerkrankungen oder Verletzungen ergeben kann. Als weiterer Faktor innerhalb der Störfelddiagnostik ist die Kenntnis um die häufigsten Störfeldlokalisationen sehr wichtig. Diese finden sich ca. zu 80% im Bereich des Schädels, namentlich im Bereich der Zähne, der Mandeln und der Nasennebenhöhlen. Weitere Störfeldlokalisationen sind erwähnenswert, wie die Organe des kleinen Beckens, die Bauchorgane sowie Narben [2, 8, 11].

Störfeldtestung

Die Störfeldtestung bedeutet die probatorische Injektion an das Störfeld, wonach es in sehr kurzer Zeit (Sekunden bis wenige Minuten) zum Sistieren der Beschwerden kommen muss, mindestens über einen Zeitraum von 20 Stunden (beim Zahnstörfeld ca. 8 Stunden). Mit Wiederauftreten der Krankheitssymptome muss durch Wiederholung der Erstinjektion reproduzierbar die gleiche Beschwerdefreiheit über einen längeren Zeitraum erfolgen. Erst nach dieser zweiten Störfeldinfiltration ist sichergestellt, dass das vorliegende Krankheitsbild in Abhängigkeit der getesteten Störfelder liegt und über die Fortsetzung derselben Injektionen das Krankheitsbild vollständig zum Abklingen gebracht werden kann.

Störfeldtherapie

Die Störfeldtherapie besteht in der Fortsetzung derselben Störfeldinfiltrationen, die im Rahmen der Störfelddiagnostik zur Identifikation des für das Krankheitsbild zuständigen Störfeldes beigetragen haben. Die Anzahl der therapeutisch notwendigen Störfeldinfiltrationen ist nicht vorhersagbar. In jedem Fall muss nach jeder Störfeldbehandlung der beschwerdefreie Zeitraum länger werden.

Grundlagen des Herd-/Störfeldgeschehens

Häufigkeit der Störfelderkrankungen

Allgemein wird die Häufigkeit der störfeldinduzierten chronischen Erkrankungen von erfahrenen Neuraltherapeuten bei etwa 30–40% angegeben. Statistisch relevante Zahlen liegen bei einzelnen Krankheitsbildern vor (Dosch, Huneke).

Nach den eigenen Erfahrungen aus einer über 20-jährigen Anwendung der Neuraltherapie ist erwähnenswert, dass zu der rein störfeldinduzierten Erkrankung, die 30–40% der chronischen Erkrankungen ausmacht, ein zusätzlicher Anteil an Patienten von etwa 20–30% hinzu kommt, bei denen die Störfeldtherapie nur einen Anteil des Krankheitsbildes löst und die restliche Beschwerdesymptomatik im Segment behoben werden kann.

Modifikationen der Störfelderkrankungen

Die Situation der störfeldinduzierten Erkrankungen ist recht unterschiedlich.

Selten ist die Form, bei der ein einziges Störfeld ein einzelnes Krankheitsbild induziert. In diesem Fall ist der Behandlungsablauf wie oben geschildert sehr einfach strukturiert. Als Beispiel sei die chronische Lumbalgie erwähnt, die über die wiederholte Infiltration eines verlagerten Weisheitszahnes vollständig abklingt.

Ebenso relativ selten ist der Zusammenhang, dass von einem Störfeld ausgehend mehrere Erkrankungen oder Symptomatologien induziert werden. Als Beispiel sei eine chronische Lumbalgie und ein Tinnitus erwähnt, die über die wiederholte Infiltration eines verlagerten Weisheitszahnes abklingen.

Der weitaus häufigste Teil der störfeldinduzierten Erkrankungen besteht in der Form, dass ein Krankheitsbild von mehr als einem Störfeld induziert und unterhalten wird. Hier erfordert die Störfeldtestung ein sehr subtiles Vorgehen, da mit der Infiltration eines einzelnen Störfeldes sich lediglich Anteile des Krankheitsbildes verändern. Die Identifikation der zuständigen Störfelder ist gebunden an eine subtile Dokumentation der vorgenommenen Störfeldinfiltrationen wie auch vor allem der anschließend eintretenden Veränderungen des Krankheitsbildes.

Es wird erforderlich, mehrere potentielle Störfelder in einer Sitzung zu testen und anhand der folgenden Änderung des Beschwerdebildes alle das Krankheitsbild unterhaltenden Störfelder zu identifizieren. Als Beispiel sei die Behandlung einer fortgeschrittenen Coxarthrose rechts erwähnt bei der erst nach Infiltration der Zahn-Kiefer-Region, des Lebersegmentes und der Infiltration einer Narbe am rechten Unterschenkel das Beschwerdebild der Coxarthrose vollständig anhaltend sistiert.

Reaktionsmöglichkeiten bei der Störfeldtestung

Im Rahmen der Störfeldtestung kommt es zu Reaktionen des Organismus, deren korrekte Interpretation für den Therapieverlauf entscheidend ist.

1. Sekundenphänomen [18]
Dieses Phänomen ist die eklatanteste Reaktionsform während der Störfeldtestung. Unmittelbar nach der Störfeldtestung ist das Beschwerdebild einer Erkrankung über mindestens 20 Stunden aufgehoben.

2. Verzögertes Sekundenphänomen [50]
In diesem Falle sistiert das Beschwerdebild erst nach wenigen Minuten sehr selten auch erst nach wenigen Stunden. Der Ablauf des Rückganges des Beschwerdebildes ist insgesamt langsamer.

3. Retrogrades Phänomen [50]
Im Rahmen der Störfeldtestung kommt es zusätzlich zu Beschwerden an anderer Stelle. Die Erfahrung zeigt, dass es sich häufig um weitere Störfelder handelt, die anamnestisch wie auch bei der Untersuchung nicht aufgefallen waren. In der Regel müssen diese neuen sich decouvrierenden Störfelder in den Behandlungsplan mit einbezogen werden. Dieses Phänomen kann ebenfalls bei der Segmenttherapie auftreten.

4. Inkomplettes Sekundenphänomen [50]
Bei der Störfeldtestung kommt es auch nach Wiederholung nur zu einer unvollständigen Auflösung des Beschwerdebildes. In vielen Fällen lässt sich dann über eine gründliche Segmenttherapie der Rest des Beschwerdebildes beheben.

5. Das Störfeld als unspezifische Blockade [50]
Dieses Phänomen ist relativ selten. Nach dem neuraltherapeutischen Behandlungskonzept wird jede Erkrankung zunächst über eine ausgedehnte Segmenttherapie behandelt. Erst wenn es hierunter nicht zu einer Besserung des Beschwerdebildes kommt, erfolgt eine detaillierte Störfeldexploration. Ändert sich auch hier-

Grundlagen des Herd-/Störfeldgeschehens 31

unter das Beschwerdebild nicht, sollte nochmals eine Segmentbehandlung folgen, da nach neuraltherapeutischer Erfahrung, sozusagen in der zweiten Runde, die Segmenttherapie in einigen Fällen erfolgreich abgeschlossen werden kann.

Wissenschaftliche Aspekte

Trotz einer überzeugenden Fülle von Dokumentationen über Störfelderkrankungen und einem klinisch bewährtem Konzept der Störfelddiagnostik und Störfeldtherapie, welches seit 1940 nicht geändert werden musste, sind einige Fragen aus der Physiologie des Vegetativums bisher ungeklärt.

Es besteht bis heute keine Möglichkeit, die regionale Irritation der vegetativen Endformation, von der ausgehend ein Krankheitsbild induziert oder unterhalten wird, direkt zu messen und die nervale Funktionsstörung zwischen Störfeld und Störfelderkrankung darzustellen. Der Beweis dieser Zusammenhänge ist zur Zeit nur über die probatorische medikamentöse «Ausschaltung» des potentiellen Störfeldes möglich.

Möglicherweise könnte hier eine verfeinerte Technik der Magnetresonanz als nichtinvasives Verfahren Aufschluss geben.

Weiterhin unklar bleibt, warum gleiche Störfelder eine differente Störfelderkrankung hervorrufen. Als Beispiel hierzu sei das Zahnstörfeld erwähnt, welches als Störfelderkrankung einmal eine Colitis ulcerosa, eine Coxarthrose, ein Asthma bronchiale oder einen Cluster Kopfschmerz verursachen kann. In gleicher Weise unbeantwortet bleibt, warum gleichartige Störfelderkrankungen von unterschiedlichen Störfeldern ausgelöst werden können, wie z. B. die Coxarthrose über ein Leberstörfeld, ein Zahnstörfeld oder eine Narbe verursacht werden kann.

Die Entstehung des Störfeldes ist in Analogie zu den Untersuchungsergebnissen Rickers insofern geklärt, als dieser im Experiment wiederholt nachweisen konnte, dass nach einmaligem Reiz (Krankheit oder Verletzung) die Reizbarkeit des vegetativen Nervensystems in diesem ehemalig erkrankten oder verletzten Bereich eine höhere Reizbarkeit persistierend beibehält (Engrammierung).

Die experimentellen Ergebnisse Rickers, dessen Untersuchungen aus der Zeit vor Beginn der Neuraltherapie stammen, lassen an der führenden Beteiligung des Vegetativums an jeglichem Krankheitsprozess keinen Zweifel (Ricker, Schiffter). Die unübersehbaren Ergebnisse der Neuraltherapie bilden hierzu das klinisch-logische Korrelat.

Wirtschaftliche Aspekte

Neuraltherapie unter dem heutigen Aspekt der Wirtschaftlichkeit ist als kausal wirksames Therapiekonzept in der Lage, sowohl im Bereich der Akuterkrankungen, (Fischer) als auch vor allem im Bereich der chronischen Erkrankungen, zu erheblichen Einsparungen beizutragen und den Leidensweg vieler Patienten deutlich zu reduzieren. Akuterkankungen zeigen unter dem neuraltherapeutischen Therapieregime einen deutlich kürzeren Heilverlauf (z.B. Leriche, Frakturheilung). Chronische Erkrankungen können häufig beendet werden, so dass andere Behandlungen (z.B. Medikamente, Operationen) nicht mehr notwendig sind.

Zusammenfassung

Das Störfeld und die Störfelderkrankung wurde durch Zufall 1940 von dem Arzt Ferdinand Huneke beobachtet. Zusammen mit seinem Bruder Walter, ebenfalls Allgemeinarzt, wurde das heute unveränderte Konzept der Störfelddiagnostik und Störfeldtherapie dem seit 1925 entwickelten Segmenttherapiekonzept beigefügt und mit dem Namen Neuraltherapie nach Huneke versehen.

Die Kenntnisse um die detaillierte Anatomie des Vegetativums und die entsprechende Neurophysiologie sind die wissenschaftliche Basis dieses Therapieverfahrens. Experimentelle Untersuchungen Rickers in der Zeit von 1905–1924, also vor Beginn der Neuraltherapie, wie auch spätere Experimente (Siegen, Gross, Kalbfleisch, Scheidt, Nonnenbruch) bestätigten und erweiterten die Kenntnisse um die Funktionsweise der Neuraltherapie, speziell des Herd-Störfeldgeschehens.

Nicht zuletzt ist die inzwischen unübersehbare Fülle von klinischen Ergebnissen in der Anwendung der Störfeldtherapie von 1940 bis in die heutige Zeit unter wissenschaftlichem, wirtschaftlichem und vor allem humanmedizinischem Aspekt geeignet, in der Zukunft eine vorrangige Stellung einzunehmen.

Grundlagen des Herd-/Störfeldgeschehens

Literatur

[1] Adler E.: Störfeld und Herd im Trigeminusbereich. 4. Aufl., E. Fischer, Heidelberg, 1990.
[2] Barop H.: Lehrbuch und Atlas Neuraltherapie nach Huneke. Hippokrates, Stuttgart, 1996.
[3] Barop H.: Klinische Fallstudie über den Wirksamkeitsnachweis der Neuraltherapie nach Huneke. Erfahrungsheilkunde, Vol. 40/3, pp. 158–161.
[4] Bergsmann O.: Herdwirkung in der Pulmologie. Therapiewoche 15 (1965) 1284–1287.
[5] Clara M.: Das Nervensystem des Menschen. Barth, Leipzig 1942.
[6] Dittmar F., Dobner E.: Die neurotopische Diagnose und Therapie innerer Krankheiten. Haug, Ulm 1964.
[7] Dosch P.: Die gynäkologischen Organe als Störfeld für chronische Krankheiten. In: Voss F. H: Deshalb Neuraltherapie. MHL Verlag, Uelzen 1968.
[8] Dosch P.: Lehrbuch der Neuraltherapie nach Huneke. 14. Aufl., Haug, Heidelberg, 1995.
[9] Eder M.: Herdgeschehen – Komplexgeschehen. Haug, Heidelberg 1977.
[10] Emich R.: Neuraltherapie bei Herzkrankheiten. In: Dosch P.: Freudenstädter Vorträge 1974 Bd. 2. Haug, Heidelberg 1975.
[11] Fischer L.: Neuraltherapie nach Huneke. 2. Aufl., Hippokrates, Stuttgart 2001.
[12] Fischer L.: Neuraltherapie in der Notfallmedizin. Ärztezeitschrift für Naturheilverfahren, Vol. 36/9, pp. 676–684.
[13] Fleischhacker H.: Klinik der Herderkrankungen. Therapiewoche 15 (1965) 1274–1278.
[14] Gross D.: Der neurale Faktor im Herdgeschehen. Dtsch. Med. Wschr. 79 (1954) 1853.
[15] Hänisch R.: Das odontogene Störfeld in der Geriatrie. In: Dosch P.: Freudenstädter Vorträge 1988 Bd. 13. Haug, Heidelberg 1989.
[16] Heine H.: Grundsätzliches zur Theorie der Neuraltherapie In: Dosch P.: Freudenstädter Vorträge 1988 Bd. 13. Haug, Heidelberg 1989.
[17] Huneke F.: Fokusprobleme und Sekundenphänomene. Münch. Med. Wschr. 11 (1951) 521–528.
[18] Huneke F.: Das Sekundenphänomen. Neuralmedizin 1 (1953) 62–75.
[19] Huneke F.: Das Sekundenphänomen. 5. Aufl., Haug, Heidelberg 1983.
[20] Huneke Ha.: Neuraltherapie nach Huneke und Migräne. Ärztezeitschrift für Naturheilverfahren, Vol. 39/7, pp. 470–475.
[21] Huneke W.: Die Bedeutung des Störungsfeldes bei Gelenkerkrankungen. Ärztl. Prax. 12 (1960) 65–66.
[22] Kellner G.: Die Wirkung des Herdes auf die Labilität des humoralen Systems. Öst. Z. Stomatol. 60 (1963) 312.
[23] Kothbauer O.: Neuraltherapie in der Verterinärmedizin In: Dosch P.: Freudenstädter Vorträge 1974 Bd. 2. Haug, Heidelberg 1975.
[24] Leriche A.: Die Chirurgie des Schmerzes. Barth, Leipzig 1958.
[25] Leriche A.: Die Behandlung posttraumatischer vasomotorischer Störungen. Neuralmedizin, Vol. 3/1, pp 15–17.
[26] Merckelbach F.: Die Bedeutung des Herdgeschehens in der Orthopädie. Herdtherapie 1 (1955) 4.

[27] Mink E.: Prokaintherapie nach Huneke in der Gynäkologie. 3. Aufl., Haug, Heidelberg 1986.
[28] Nonnenbruch W.: Die doppelseitigen Nierenerkrankungen. Enke, Stuttgart 1949.
[29] Nonnenbruch W.: Die Lehre von Ricker und Speransky und ihre Anwendung auf eine Ganzheitsbetrachtung der Nierenpathologie. Neuralmedizin 3 (1955) 135–150.
[30] Perger F.: Möglichkeiten zur Objektivierung der Neuraltherapie nach Huneke. In: Dosch P.: Freudenstädter Vorträge 1986 Bd. 11. Haug, Heidelberg 1987.
[31] Piotrowski H.: Ganzheitstherapie bei Augenerkrankungen. 2. überarb. Aufl. Haug, Heidelberg 1982.
[32] Pischinger A.: Das System der Grundregulation. 7. Aufl., Haug, Heidelberg 1989.
[33] Riccabona A.: Das Herdteam – Praxis und Ergebnisse umfassender Herdtherapie. Rhino – laryngologischer Beitrag. Therapiewoche 15 (1965) 1292–1294.
[34] Ricker G.: Pathologie als Naturwissenschaft, Relationspathologie. Springer, Berlin 1924.
[35] Kalbfleisch H.H.: Allgemeine Relationspathologie. Steinkopff Verl., Dresden/Leipzig 1954.
[36] Roques von K.R.: Die Stellung der Heilanästhesie in der Pathologie und Therapie. Münch. Med. Wschr. 87 (1940) 34 – 37.
[37] Rost A.: Objektivierung der Neuraltherapie nach Huneke durch die Thermographie. In.: Dosch P.: Freudenstädter Vorträge 1986 Bd. 11. Haug, Heidelberg 1987.
[38] Schleich C.L.: Schmerzlose Operationen. Springer, Berlin 1906.
[39] Siegen H.: Das nervale Störfeld In.: Voss H.F.: Deshalb Neuraltherapie ML Verlag, Uelzen 1968.
[40] Siegen H.: Theorie und Praxis der Neuraltherapie mit Impletol. Stauffen, Köln 1953.
[41] Siegmund H.: Pathologisch anatomische Befunde an dentalen Kieferherden bei brückenlosen Zähnen. Deutsche Gesellschaft für Innere Medizin 51. Kongreß (1939) 534–544.
[42] Speransky A.D.: Grundlage einer Theorie der Medizin. Sänger, Berlin 1950.
[43] Spiess G.: Die Heilwirkung der Anästhetika. Ztbl. Inn. Med. Vol. 23, pp. 222.
[44] Spiess G.: Die Bedeutung der Anästhesie in der Entzündungstherapie. Münch. Med. Wschr., Vol. 53/8, pp. 345–350.
[45] Stacher A.: Über das Huneke Sekundenphänomen und seine Objektivierung. In.: Voss H.F.: Deshalb Neuraltherapie. ML Verlag, Uelzen 1968.
[46] Stöhr Ph.J.: Bemerkungen über die Endigungsweise des vegetativen Nervensystems und über den Aufbau des Organismus. Acta. Neuroveget. Vol. 1, pp. 74–86.
[47] Sturm A., Birkmeyer W.: Klinische Pathologie des vegetativen Nervensystems, Bd. 2. G. Fischer, Stuttgart, 1977.
[48] Zohmann A.: Neuraltherapie in der Veterinärmedizin. Schlütersche, Hannover 1994.
[49] Schiffter R.: Neurologie des vegetativen Nervensystems. Springer, Berlin 1985.
[50] Hopfer F.: Hunekephänomen bei vegetativer Fehlsteuerung In: Dosch, P.: Freudenstädter Vorträge, Vol. 4, pp. 85–94.

Lorenz Fischer

Pathophysiologie des Schmerzes – die Logik der Neuraltherapie

Zusammenfassung

Bei der Neuraltherapie nach Huneke werden Lokalanästhetika zur Diagnostik und Therapie injiziert. Hierbei ergeben sich zwei prinzipielle Möglichkeiten der Reizsetzung respektive der Unterbrechung einer pathologischen Belastung: 1. im Bereiche der Segmentreflektorik, 2. über das sogenannte Störfeld. Letzteres kann ausserhalb jeder segmentalen Ordnung eine Erkrankung oder ein Schmerzbild auslösen und unterhalten. Mit der Neuraltherapie werden gezielt autoregulatorische Mechanismen des Vegetativums (insbesondere des Sympathikus) angesprochen. Theoretische Grundlagen hierzu sind Erkenntnisse aus der Neurophysiologie und der Modernen Physik.

Einleitung

Die klassische, lineare Thermodynamik genügt nicht, um lebendige Systeme zu beschreiben: letztere sind weit weg vom thermodynamischen Gleichgewicht und lassen sich demzufolge nur mit einer nicht-linearen Mathematik (positive Rückkoppelung oder Iteration) beschreiben [20, 24]. Hier werden Terme einer Gleichung immer wieder mit sich selbst multipliziert. Die winzigste Änderung einer Variablen kann das System in eine völlig andere, unvorhergesehene Richtung treiben und eine gewaltige Auswirkung haben. Solche Systeme können sich rasch selbst zu neuen Ordnungszuständen organisieren (in Abhängigkeit von äusseren und inneren Bedingungen). Das Nervensystem hilft mit, solche Ordnungszustände weit weg vom thermodynamischen Gleichgewicht ständig neu zu generieren.

Diese Nichtlinearität (positive Rückkoppelung, Iteration) sehen wir auch anschaulich im Schmerzgeschehen mit verschiedenen, sich gegenseitig aufschaukelnden Reflexbogen. Deren kurzzeitige Unterbrechung mittels Lokalanästhetika (Neuraltherapie) gibt dem schmerzverarbeitenden System die Chance, sich selbst neu zu organisieren.

Neurophysiologische Grundlagen

Nozizeptive Vorgänge sind notwendig, um Schmerz empfinden zu können [13]. Nozizeptoren sind dünne, nicht oder nur wenig myelinisierte, plexiforme Endaufzweigungen sensibler Nervenfasern. Sie melden Schaden oder drohenden Schaden. Eine Reizung von Nozizeptoren muss jedoch nicht zwangsläufig als Schmerz empfunden werden (hierzu ist das Bewusstsein notwendig). Es wird jedoch immer eine Reflexantwort ausgelöst und in dieser spielt der ubiquitär vorhandene Sympathikus efferent und afferent eine tragende Rolle:

Die Segmentreflektorik

Eine Reflexantwort kommt über Reflexbahnen zustande (z.B. kuti-viszeral, viszero-kutan, viszero-somatomotorisch usw.). Diese vorwiegend sympathisch vermittelte Reflexantwort äussert sich in Symptomen wie Durchblutungsänderung, Hautturgorerhöhung, Hyperalgesie bestimmter Hautareale, Dysregulation des metamer zugehörigen Inneren Organs sowie einer Erhöhung des Muskeltonus [5, 9, 11, 31]. Schmerz tritt jedoch nur auf, wenn das Bewusstsein zugeschaltet ist [34]. Diese «Pauschalantwort» auf eintreffende nozizeptive Signale einer beliebigen Struktur des Segmentes kann mit folgenden Verschaltungen erklärt werden (Abb. 1): Nozizeptive Afferenzen aus der Haut, der Muskulatur oder dem entsprechenden Inneren Organ *konvergieren* auf dieselbe Hinterhornzelle des Rückenmarkes [31, 36]. Wir können beispielsweise die Hautbezirke, welche durch Konvergenz der Afferenzen einem Organz zugeordnet sind, als HEAD'sche Zonen des entsprechenden Organs bezeichnen. Nachdem nun die Hinterhornzelle nozizeptive Impulse von einer oder mehreren Strukturen empfangen hat, erfolgt die weitere Schaltung *divergent*: gleichzeitig über das Seitenhorn zum Sympathikus (von diesem wiederum in alle drei Systeme: Inneres Organ, Bewegungsapparat und Haut), über das Vorderhorn zur Skelettmuskulatur sowie zum Gehirn [9, 11, 13, 32, 36]. So werden beispielsweise sympathische und somato-motorische Kerne immer gleichzeitig erregt.

Pathophysiologie des Schmerzes – die Logik der Neuraltherapie

Wir sehen bereits hier, dass nozizeptive Vorgänge, welche zu Schmerz führen können, ohne Mitbeteiligung des Sympathikus nicht möglich sind.

Die sympathischen Kerne für präganglionäre Neurone befinden sich erstaunlicherweise nur im mittleren Bereiche des Rückenmarks (im Seitenhorn). Von hier aus versorgen sie jedoch den *ganzen* Organismus, auch den Kopf. So weicht unter anderem im Kopfbereich die sympathische deutlich von der somatischen Innervation ab. Mit andern Worten: Es darf uns nicht mehr erstaunen, dass nozizeptive, afferent-sympathische Signale eines Inneren Organes (oder Nozizeptoren vom Bewegungsapparat) via Rückenmark (Hinterhorn) schlussendlich über sympathische Efferenzen, z.B. im Kopfbereich, zu Dysregulationen und letztendlich zu Schmerzen führen können. In diesem Sinne muss die übliche Segmentvorstellung erweitert werden [11]. Wir stellen hier – auch aufgrund klinischer Beobachtungen – die Hypothese auf, dass es keine isolierte Segmentreflektorik gibt.

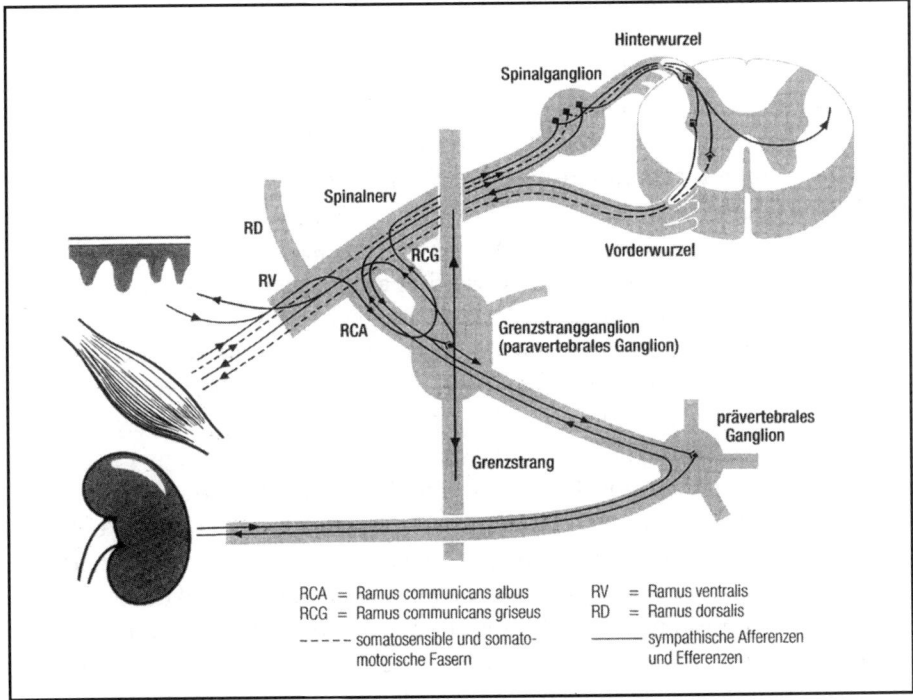

Abb. 1: Reflektorische Verschaltung von Haut, Muskulatur und Innerem Organ. Schematische und vereinfachte Darstellung. Aus: Fischer, L.: Neuraltherapie nach Huneke. Grundlagen, Technik, praktische Anwendung. 2. A., Hippokrates, Stuttgart, 2001.

Der Sympathikus kann aktiv Schmerzen erzeugen

Die Entzündungsvorgänge nach Gewebeschaden werden verstärkt, indem der Sympathikus *selbst* aus seinen Endigungen pro-inflammatorische Neuropeptide (z. B. Sustanz P) sezernieren kann. Zudem kann der gereizte Sympathikus indirekt über vasomotorische Vorgänge eine Entzündung verursachen [2, 3, 26, 29]. Die Entzündung setzt die Reizschwelle der Nozizeptoren herab und rekrutiert gleichzeitig «schlafende» Nozizeptoren aus der Umgebung (*periphere Sensibilisierung* [2, 27]).

Zudem können unter pathologischen Bedingungen sympathische Efferenzen in der Peripherie kurzschlussartig auf nozizeptive Afferenzen schalten: *sympathisch-afferente Kopplung* [2, 17, 18, 19, 25]: Impulse über den *efferenten* (!) Sympathikus erzeugen jetzt Schmerzen. Die Natur der erwähnten Kopplung ist nicht bekannt. Ausser einer chemischen Verbindung ist eine solche indirekt über das vaskuläre System oder sogar über die extrazelluläre Matrix, d.h. die sogenannte Grundsubstanz nach Pischinger und Heine [6, 14, 17], in welche die Nozizeptoren eingebettet sind, denkbar [2]. Die sympathischen Fasern (Efferenzen und Afferenzen) laufen als Terminalretikulum ohne klare Grenze in die Grundsubstanz über [33].

Diese Vorgänge können eine *zentrale Sensibilisierung* nach sich ziehen [2, 30]: Bei persistierenden Schmerzen wird das nozizeptive System auf Rückenmarksebene oder im Hirnstamm sensibilisiert. Schmerzen werden dadurch zusätzlich verstärkt. Zudem können nun z. B. dicke, myelinisierte Berührungs-Afferenzen auf Rückenmarks- oder Hirnstammebene auf das zentrale nozizeptive System «schalten» [2, 27]. Solche Vorgänge werden als *Neuroplastizität* bezeichnet [2, 27, 30, 34, 35]. Aus diesem Grunde ist es möglich, dass Schmerzen in einem solch belasteten Segment bereits bei geringster Berührung der Haut entstehen.

Das nozizeptive System ist zudem bereits durch den vermehrten Impulsstrom aus der Peripherie vorbelastet und gibt nun seinerseits im Rückenmark seine Impulse weiter, u.a. dem Sympathikus. Dessen Efferenzen koppeln unter pathologischen Bedingungen wie erwähnt in der Peripherie auf die nozizeptiven Afferenzen (sympathisch-afferente Kopplung). Es kann somit nach Traumen oder bei Entzündungen ein positiver Rückkoppelungskreis (Iteration entsprechend der nichtlinearen Chaostheorie) entstehen, bei welchem der Sympathikus die Schmerzen immer wieder erzeugt. Auch Entzündungsreaktionen können durch den Sympathikus erzeugt und unterhalten werden [2, 29]. Die positive Rückkoppelung (Iteration) verstärkt sich mehrfach: Nozizeptive Afferenzen aus Haut, Bewegungsapparat oder Innerem Organ gelangen via Hinterhorn zum Seitenhorn in das sympathische System, welches seine efferenten Impulse (mit nachfolgenden Zirkulationsveränderungen) in alle drei Systeme (Haut, Bewegungsapparat, Inneres

Organ) schickt. Andererseits erfolgt gleichzeitig über das Vorderhorn eine Muskeltonus-Erhöhung mit Verstärkung der Zirkulationsstörungen. Dieselben Reaktionen werden ausgelöst bei Berührung der Haut in diesem vorbelasteten Areal im Falle neuroplastischer Veränderungen. Ebenfalls in diese mehrfachen, sich gegenseitig verstärkenden positiven Rückkoppelungskreise eingespeist werden negative Emotionen vom Gehirn her. Zudem kann eine Inhibition der deszendierenden Hemmung erfolgen. Jede zusätzliche Aktivierung des Sympathikus (z.B. Emotionen oder zusätzliche Reizung peripher) kann sich in das System einspeisen und zu vermehrten Schmerzen führen. Wegen der beschriebenen nichtlinearen, positiven Rückkoppelung (Iteration) sind analog chaostheoretischer Überlegungen auch bei geringsten zusätzlichen Reizen grosse Schmerzen möglich [11].

Wir haben es also aufgrund der erwähnten neuroplastischen Veränderungen mit einer *veränderten Informationsverarbeitung*, einer Art «*Schmerzgedächtnis*» auf spinaler und supraspinaler Ebene zu tun. Dieses «Gedächtnis» kann sogar ohne äussere Reize schmerzhafte Impulse generieren [27]. Somit ist nun eine eigenständige Schmerzkrankheit entstanden, bei welcher der Sympathikus die Hauptrolle spielt, indem er nichtlineare, iterative Prozesse unterhält. Die frühere Vorstellung von starren Leitungsbahnen und fixen Synapsen muss demnach verlassen werden. Wir lernen aus dieser Pathophysiologie ebenfalls, dass es gefährlich ist, eine Hyperalgesie in der Praxis als rein psychisch zu betrachten. Vielmehr ist es so, dass psychische Reize oder Berührungsreize aufgrund der erwähnten Neuroplastizität unter pathologischen Bedingungen starke Schmerzen auslösen können.

Es ist nachvollziehbar, dass chronische Reizzustände, sog. *Störfelder* [3, 7, 11, 16, 28] ausserhalb jeder segmentalen Ordnung die Entstehung der erwähnten positiv rückgekoppelten Schmerzschleife begünstigen. Denn eine (hypothetische) Erklärung für die Störfeldwirkung liegt in quantenphysikalischen Vorgängen in den übersegmentalen Systemen des Grundsystems und des Sympathikus [Übersicht in 11], welche in der Peripherie nahtlos ineinander übergehen (Terminalretikulum [33] des Sympathikus).

Projektionssymptome

Sie kommen durch die beschriebene, hauptsächlich sympathisch vermittelte Reflexantwort auf nozizeptive Reize zustande und beinhalten Spontan-, Berührungs- oder Druckschmerz bestimmter Haut- und Muskelareale, daselbst Erhöhung des Turgors und Durchblutungsveränderungen, Dysregulation des metamer zugehörigen Inneren Organs sowie Muskelhartspann. Die Muskulatur reagiert nicht als Einzelmuskel mit Hartspann und Schwäche, sondern als eine mehrere Segmente überscheitende kinetische Muskelkette. Diese dient einer in der Kindheit erlernten Komplexbewegung. Dabei ist die Verschaltung polysegmental. Entlang dieser kinetischen Muskelketten findet sich die pseudoradikuläre Symptomatik und die Trigger-Punkte:

Pseudoradikuläre Syndrome nach Brügger [4, 5, 31]: Schmerz, Schwäche, Hypertonus und Verkürzung der entsprechenden Muskulatur, vegetative Symptome (vasomotorische Veränderungen, Hyperhidrosis, Dysästhesien) entlang der kinetischen Kette. Auch hier scheint der Sympathikus nach Meinung des Autors [11] Hauptvermittler der Symptomatik zu sein.

Myofasziale Trigger-Punkte liegen ebenfalls in der erwähnten Funktionseinheit der kinetischen Muskelkette. Es sind entweder in Ruhe, bei Bewegung oder nur auf Druck schmerzhafte Stellen in der Muskulatur. Der vom Trigger-Punkt projizierte, mitgeteilte Schmerz («referred pain») entspricht der pseudoradikulären Symptomatik [4, 9, 31].

Bei einem primären oder sekundären (Störfelder u.a.) Reizzustand beispielsweise des Ganglion stellatum können *Syndrome des oberen Körperviertels* entstehen (das Ganglion stellatum versorgt alle Organe des oberen Körperviertels mit sympathischen Fasern): Kopfschmerzen Hyperhidrosis, Hautturgorerhöhung und Zirkulationsveränderungen, Muskelverspannungen, Herzrhythmusstörungen, Asthma und sogar neuro-psychologische Veränderungen können sich einzeln oder kombiniert ausbilden. Die Erklärung liegt wiederum im erwähnten Konvergenz-Divergenz-Prinzip. Die Divergenz im Rückenmark wird zusätzlich verstärkt durch eine Divergenz im Stellatum selbst. Die nicht einfach Diagnose bei solch komplexen Beschwerden kann erhärtet werden mit einer Infiltration (Lokalanästhetika) an das entsprechende Ganglion, wobei die Symptome oft schlagartig verschwinden.

Weitere wichtige Projektionszonen können von chronischen Reizzuständen im Zahn-/Kiefer-, Tonsillen-, Nasennebenhöhlen-Bereich ausgehen: Adler [1] und Langer [21] fanden bei den erwähnten chronischen Affektionen (sog. Störfelder) druckdolente und verquollene Zonen subokzipital und im Bereich der Querfortsätze der Halswirbelsäule. Induration, Verquellung und Druckdolenz verschwinden in der Regel sofort nach Neuraltherapie (resp. zahnärztlicher Sanierung) der entsprechenden chronischen Affektion im Zahn-/Kiefer- und Ohren-Nasen-Hals-Bereich. Auch bei Vorhandensein der erwähnten Projektionssymptomatik muss der Patient (noch) nicht unbedingt Schmerz empfinden. Trifft jedoch beispielsweise ein Halswirbelsäulentrauma auf ein solchermassen vorbelastetes System,

Pathophysiologie des Schmerzes – die Logik der Neuraltherapie 41

wird der posttraumatische Verlauf besonders hartnäckig sein, falls die Störfelder nicht gesucht und therapiert – resp. saniert werden.

Diese empirisch gefundenen Zusammenhänge können über neurophysiologische Schaltmechanismen erklärt werden.

Weitere Projektionszonen ergeben sich bei Erkrankungen Innerer Organe.

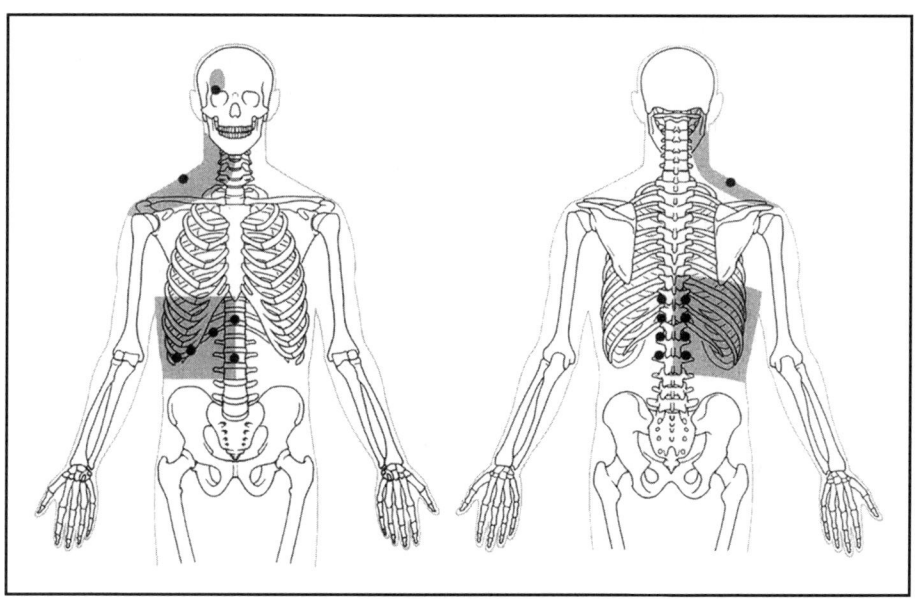

Abb. 2: Häufige Projektionszonen bei Erkrankungen im Leber-/Gallenblasenbereich und Quaddeltherapie (ventral und dorsal). Aus: Fischer, L.: Neuraltherapie nach Huneke. Grundlagen, Technik, praktische Anwendung. 2. A., Hippokrates, Stuttgart, 2001.

Als Faustregel gilt, dass Innere Organe oft in drei Regionen Projektionssymptome zeigen:

1. *In den Thorakalsegmenten* (Teile der distalen Darm- und Harnwege auch in den Lumbal- und Sakralsegmenten): vermittelt über die Segmentreflektorik des Sympathikus.
2. *In den Nacken-/Schultersegmenten C3/C4/C5*: vermittelt über vegetative Afferenzen entlang des Nervus phrenicus mit nachfolgenden Verschaltungen.
3. *Im Trigeminusbereich*: vermittelt über vagale Afferenzen aus den Eingeweiden, welche Verbindungen zu Kerngebieten des Trigeminus aufweisen.

Aus der Geschichte der Neuraltherapie nach Huneke

Die Entdeckung von Ferdinand und Walter Huneke

Durch Zufall und geniale Interpretation entdeckten Ferdinand und Walter Huneke 1925, dass die Wirkung von Procain-Injektionen an das vegetative Nervengeflecht nicht «stofflicher» Natur ist, sondern dass es sich um ein «informatives», elektrophysiologisches Geschehen handeln muss. Mit der Zeit erarbeiten die Gebrüder eine Methode, mittels Injektionen von Lokalanästhetika unter anderem über Haut-, Muskel- und Periost-Punkte (Head-/MacKenzie-Zonen) Einfluss auf Innere Organe zu nehmen, das heisst vorerst im segmentalen Bereiche der Erkrankungen [16].

1940 beobachtete Ferdinand Huneke sein erstes sogenanntes «Sekundenphänomen»: Bei einer Patientin verschwanden die Schmerzen einer bisher therapieresistenten Kapselarthitis der linken Schulter nach Injektion einer alten Osteomyelitis-Narbe am rechten Unterschenkel mit Impletol (Procain plus Koffein) augenblicklich. Mit dieser Abkoppelung des «Störsenders», des nervalen Störfeldes vom Vegetativum, gelang es fortan in unzähligen Fällen, bisher therapieresistente Erkrankungen zu lindern oder zu heilen [16].

Die Relationspathologie von Ricker [26]

Ricker zeigte 1924 mittels ausgedehnter Tierversuche, dass der pathologische Reiz, welcher zur Entstehung eines zellularpathologischen Befundes notwendig ist, nicht primär an der Zelle selbst ansetzt, sondern am Sympathikus. Dabei ist es erstaunlicherweise gleichgültig, ob dieser Reiz physikalischer, chemischer oder mikrobieller Natur ist. Er wird vom perivasalen Sympathikus nicht qualitativ, sondern quantitativ beantwortet (unterschiedliche Impulsfrequenz). Somit zeigten seine Experimente, dass erworbene zellularpathologische Veränderungen in Relation zum perivasalen Sympathikus stehen.

Durch abgestufte, lang dauernde Reizung des perivasalen Sympathikus konnte Ricker beispielsweise eine Hyperplasie oder Nekrose parenchymatöser Gewebe erzielen.

Weiter sagen seine Tierexperimente aus, dass auch eine weit zurückliegende Reizung des Sympathikus gespeichert wird und bei erneutem Reiz eine überschiessende Antwort bewirkt. Die gleiche Reizstärke kann somit bei verschiede-

Pathophysiologie des Schmerzes – die Logik der Neuraltherapie

nen Individuen eine unterschiedliche Reizantwort auslösen. Der Sympathikus scheint demnach eine Art «Gedächtnis» für frühere pathologische Reize besitzen (welches wir mittels Neuraltherapie oft wieder «löschen» können, wie die Erfahrungen aus der Praxis zeigen). Dies steht durchaus im Einklang mit modernen schmerzphysiologischen Erkenntnissen [35].

Die Neuralpathologie von Speranski [28]

Speranski hat vor Jahrzehnten in breit angelegten Tierversuchen artifiziell sogenannte Störfelder gesetzt [28]. Er bezeichnete diese Entzündungsherde als sogenannten «Erstschlag» für den Organismus. Dadurch wurden bestimmte – auch nozizeptive und insbesondere sympathische – Systeme bereits vorbelastet. Durch Zusatzreize («Zweitschlag») konnten die unterschiedlichsten Erkrankungen ausgelöst werden. Speranski konnte tierexperimentell zeigen, dass Störfelder über jede segmentale Ordnung hinaus wirken und dass das Nervensystem nur als Ganzheit betrachtet werden kann. Somit darf angenommen werden, dass Störfelder (wie z. B. beherdete Zähne, Narben usw.) im nozizeptiven und sympathischen System zu Sensibilisierungsvorgängen beitragen und zwar an jeder beliebigen Stelle des Organismus. Unzählige Beobachtungen an Patienten bestätigen diese Hypothese.

Definition der Neuraltherapie nach Huneke

Mittels gezielter Injektionen von Lokalanästhetika werden bei der Neuraltherapie die Autoregulationsmechanismen [12] des Organismus angesprochen. Dabei wird ein Reiz gesetzt und/oder eine pathologische Belastung unterbrochen. Menge und Wirkdauer des Lokalanästhetikums haben untergeordnete Bedeutung. Wichtig sind die Injektionen am richtigen Ort. Dann überdauert der therapeutische Effekt die Anästhesiewirkung in der Regel bei weitem (Prinzip der Selbstorganisation).

Die Reaktion (Reizbeantwortung des Organismus auf Stich und Lokalanästhetikum) zeigt nicht nur verblüffende therapeutische Effekte, sondern liefert auch ausgezeichnete diagnostische und differentialdiagnostische Hinweise [3, 11, 15]. Die Neuraltherapie gliedert sich in:

- Segment-Therapie
- Störfeld-Therapie

Segment-Therapie: Aufgrund der reflektorischen, zum grossen Teil sympathikusvermittelten Verschaltung von Haut, Bewegungsapparat und Innerem Organ ergeben sich therapeutische Angriffspunkte in den Zonen der erwähnten Projektionssymptomatik mit Hautquaddeln, präperiostalen Depots, Infiltrationen in myofasziale Trigger-Punkte, an Sehnenansätze, in den Wirbelsäulenbereich, an Nervenwurzeln, in Arterien sowie an deren periarterielles sympathisches Geflecht, an vegetative Ganglien (z.B. Ganglium Stellatum, Coeliacum usw.). Dies sind verschiedene logische Möglichkeiten, die erwähnten nichtlinearen, positiven Rückkoppppelungen im Schmerzgeschehen zu unterbrechen. Es darf angenommen werden (vielfache klinische Beobachtung), dass sich eine sympathisch-afferente Koppelung durch wiederholte Therapie wieder «lösen» kann und zentrale neuroplastische Veränderungen sich wieder zurückbilden, denn dies ist prinzipiell möglich [35]. So organisiert sich das nozizeptive System nach kurzzeitiger, wiederholter und gezielter Unterbrechung sowie «Löschen» von Engrammen mittels Neuraltherapie wieder selbst zur «physiologischen Mitte».

Bereits durch eine Quaddel-Therapie kann die Hinterhorn-Eingangskontrolle [22] günstig moduliert werden. Schon diese einfachste Massnahme wirkt der Iteration im Schmerzgeschehen entgegen.

Die Segment-Therapie wirkt einerseits regulierend auf Innere Organe: Schmerzlinderung (z.B. Nierenkolik, akute Pankreatitis usw.), Durchblutungsverbesserung, Regeneration, Spasmolyse, Verbesserung der exokrinen und endokrinen Leistung (aktivierend oder dämpfend in Richtung der physiologischen «Mitte»). Andererseits können durch segmentale Neuraltherapie (auch durch die Störfeldtherapie!) Schmerzen im Bereiche des Nervensystems selbst und am Bewegungsapparat gelindert oder beseitigt werden, Zirkulationsstörungen verbessert werden (peripher-arterielle Verschlusskrankheit, M. Raynaud, M. Sudeck usw.).

Störfeld-Therapie: Auch im Störfeldgeschehen stellen der Sympathikus und das Grundsystem nach Pischinger/Heine [14, 23] als «ubiquitäre Synapse» die morphologische Basis dar, auf welcher sich Informationsleitung und -speicherung abspielen. Beim Störfeld handelt es sich um einen chronischen Reizzustand an einer beliebigen Stelle des Organismus. Der Reiz ist unterschwellig, so dass meistens keine direkten Symptome am Störfeld selbst resultieren. Das Störfeld kann jedoch ausserhalb jeder segmentalen Ordnung Schmerzen oder Funktionsstörungen (mit)verursachen.

Die Experimente Speranskis [28] sowie die klinische Erfahrung zeigen, dass fast jede chronische Krankheit störfeldbedingt oder -mitbedingt sein kann. Jede Art von abgelaufener oder chronisch persistierender Erkrankung, auch jede

Narbe kann (muss aber nicht!) zum Störfeld werden, indem sie ein Engramm im Vegetativum hinterlässt. Einige Beispiele für mögliche Störfelder: chronische Tonsillitis, Tonsillektomie-Narben, verlagerte Zähne (Abb. 3), Zysten, Zahnwurzelreste, Ostitis im Zahnwurzelbereich, alle Arten von Narben, Status nach Pleuropneumonie oder Hepatitis, Status nach Frakturen usw.

An ein Störfeld muss gedacht werden, wenn die Therapie im Segment versagt. Der klinische Nachweis eines Störfeldes erfolgt über die direkte Infiltration an das vermutete Störfeld oder – wo dies nicht möglich ist – die indirekte Infiltration an sympathische Fasern oder Ganglien des Störfeldgebietes (z.B. bei Inneren Organen). Im Zahn-/Kieferbereich muss nach dem erfolgten Nachweis oft die Sanierung in Zusammenarbeit mit dem Zahnarzt erfolgen. Danach können innherhalb kürzester Zeit fern abgelegene Schmerzen und Funktionsstörungen verschwinden.

Die gezielte Suche und Therapie des Störfeldes in der Praxis zeigt auf, wie relativ der Begriff «Diagnose» zu interpretieren ist. Bei genauerer Betrachtung wird damit meist nur ein Symptom bezeichnet und nicht die Ätiologie der Erkrankung. Ein chronischer Kopfschmerz kann z.B. bedingt sein durch einen verlagerten Weisheitszahn, durch eine Appendektomienarbe («Zweitschlag») usw.

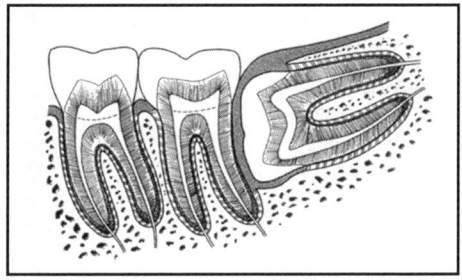

Abb. 3: Beispiel eines möglichen Störfeldes im Zahn-Kieferbereich: retinierter und verlagerter Weisheitszahn. Aus: Fischer, L.: Neuraltherapie nach Huneke. Grundlagen, Technik, praktische Anwendung. 2. A., Hippokrates, Stuttgart, 2001.

Indikationen:
Nach Ansicht des Autors gibt es keinen pathophysiologischen Vorgang ohne Mitbeteiligung des Sympathikus [11]. Deshalb ergibt sich ein äusserst breites Spektrum an Indikationen bei akuten und chronischen Erkrankungen wie Schmerzzuständen, Zirkulationsstörungen usw.

Auch bei schweren Krankheitsbildern wie beispielsweise der akuten Pankreatitis (eigene Erfahrungen [10]) ist die Neuraltherapie als logische Therapie

(Pathomechanismen!) indiziert: Schmerz *und* Entzündung verschwinden sofort nach einer Injektion an das Ganglion coeliacum.

Eine Domäne der Neuraltherapie nach Huneke sind akute und chronische Schmerzen und Funktionsstörungen am Bewegungsapparat.

Auch z. B. im Hals-, Nasen- und Ohren-Bereich sowie bei Augenerkrankungen bestehen wichtige Indikationen für die Segment- und Störfeldtherapie.

Kontraindikationen:
- Allergie gegen Lokalanästhetika (sehr selten!)
- tiefe Injektionen bei Gerinnungsstörungen oder Antikoagulation
- alle akuten chirurgischen Indikationen
- Infektionskrankheiten, welche zwingend antibiotisch behandelt werden müssen
- Zoonosen, Parasitosen

Komplikationen:
- Allergie auf Lokalanästhetika (äusserst selten auf das Procain)
- versehentliche Injektion grösserer Mengen eines Lokalanästhetikums in ein hirnwärts ziehendes Gefäss oder in den kranialen Bereich des Liquorraumes (Krämpfe, Bewusstlosigkeit, Herz- und Atemstillstand)
- weitere Komplikationen wie z. B. Pneumothorax bei falscher Injektionstechnik
- vasovagale Synkopen (Anamnese!)

Versager der Neuraltherapie:
- wenn sich bereits ein irreversibles Schmerzgedächtnis ausgebildet hat
- offensichtliche psychosoziale Konfliktsituationen mit sekundärem Krankheitsgewinn

Material:
Ideal ist einprozentiges Procain ohne jeglichen Zusatz (die kurze Wirkdauer ist erwünscht, damit die autoregulatorischen Prozesse nicht zu lange unterbrochen werden). Zudem wirkt das Procain indirekt (Verschaltungen via Rückenmark) und direkt vasodilatatorisch.

Praktisches Vorgehen

Eine sorgfältige Anamnese und ein vernünftiger Abklärungsgang sind notwendig, um nicht eine mit anderen Methoden zu behandelnde Erkrankung zu verpassen. Ist dies gewährleistet, untersuchen wir anschliessend sorgfältig im Bereiche der Projektionszonen Hautturgor, hyperalgetische Zonen, Trigger-Punkte, Achsenorgan usw. Aufgrund der Schmerzanamnese und der Befunde bestehen die neuraltherapeutischen Interventionen je nach Situation isoliert oder kombiniert aus Quaddeln, Trigger-Punkt-Injektionen, Injektionen an Nerven und Ganglien. Dadurch erfolgt eine Unterbrechung des nichtlinearen, iterativen Prozesses (Circulus vitiosus) im Schmerzgeschehen an verschiednen Stellen. Nun kann sich das System wieder selbst regulieren in Richtung Homöostase und Ökonomie. Je nach Reaktion des Organismus muss die Störfeld-Therapie ergänzend erfolgen. Mit diesem Vorgehen können sich periphere und zentrale Sensibilisierung oft wieder zurückbilden.

Für viele klinische Symptome, bei welchen die Ätiologie «unbekannt» ist (z.B. Trigeminus-Neuralgie, Sluder-Neuralgie usw.), ergeben sich bei der genauen Interpretation der Symptome klare Hinweise, welche Systeme ein Dysfunktion aufweisen: Beispielsweise bestehen bei der Sluder-Neuralgie Minuten bis Stunden anhaltende, einseitige Schmerzen im Bereich von Orbita, Nasenwurzel, Oberkiefer, Rachen, Gaumensegel sowie Nies-Attacken. Somit muss ein Reizzustand des Ganglion pterygopalatinum angenommen werden. Die hier ohne Umschaltung durchziehenden sympathischen Fasern sind ebenfalls betroffen. Die Diagnose wird in der Neuraltherapie gestellt durch die Injektion an das Ganglion im akuten Schmerzzustand im Falle einer sofortigen anschliessenden Beschwerdefreiheit. Der Reizzustand des Ganglions kann durch chronische Sinusitiden unterhalten werden, es gibt hierfür weitere Störfeldmöglichkeiten, insbesondere im Zahn-/Kieferbereich. In diesem Falle muss anschliessend auch hier die Neuraltherapie, resp. Sanierung erfolgen.

Nach jeder neuraltherapeutischen Sitzung wird ein längeres beschwerdearmes oder -freies Intervall gefordert, bei Wiederauftreten der Schmerzen oder Symptome müssen diese von geringerer Intensität sein. Erfolgt keine anhaltende, deutliche Besserung oder Beschwerdefreiheit, muss die Störfeldsuche und -therapie erfolgen.

Schlussbetrachtung

Die Neuraltherapie ist anwendbar bei den unterschiedlichsten akuten und chronischen Krankheits- und Schmerzzuständen. Unter neurophysiologischem Aspekt ist es nur logisch, dass dabei mit einem einzigen «Medikament» gearbeitet wird (Regulierung nichtlinearer, iterativer Prozesse insbesondere über den ubiquitär vorhandenen Sympathikus).

Die klinischen Beobachtungen bei präziser Anwendung der Neuraltherapie decken sich verblüffend mit dem gegenwärtigen pathophysiologischen Verständnis des Schmerzes. Dennoch sind viele Wirkmechanismen (insbesondere im Störfeldgeschehen) erst teilweise geklärt. Somit bleibt ein interessantes Forschungsgebiet offen.

Die Neuraltherapie ist als alleinige Massnahme bei Schmerzen ausserordentlich leistungsfähig. Sie lässt sich jedoch mit jeder anderen Therapie kombinieren.

Die Neuraltherapie verlangt ein individuelles Vorgehen. Sie ist eine Bereicherung für jede Praxis oder Klinik, in welcher Schmerzen behandelt werden.

Literatur

[1] Adler E.: Störfeld und Herd im Trigeminusbereich. 4. A., E. Fischer, Heidelberg 1990.
[2] Baron R., Jänig, W.: Schmerzsyndrome mit kausaler Beteiligung des Sympathikus, Anästhesist, Springer 47 (1998) 4–23.
[3] Barop H.: Lehrbuch und Atlas der Neuraltherapie nach Huneke, Hippokrates, Stuttgart 1996.
[4] Bergsmann O., Bergsmann, R.: Projektionssymptome. 2. A., Facultas, Wien 1992.
[5] Brügger A.: Die Erkrankungen des Bewegungsapparates und seines Nervensystems. Fischer, Stuttgart 1980.
[6] Buddecke E.: Grundriss der Biochemie. De Gruyter, Berlin 1974.
[7] Dosch P.: Lehrbuch der Neuraltherapie nach Huneke, 14. A., Haug, Heidelberg 1995.
[8] Fischer L.: Die Untersuchung der Schulter in der Praxis. PRAXIS 88 (1999) 1815–1824.
[9] Fischer L.: Myofasciale Trigger-Punkte und Neuraltherapie nach Huneke. EHK Bd 3 (1998) 117–126.
[10] Fischer L.: Neuraltherapie in der Notfallmedizin. Ärztez. f. Naturheilv. 9 (1995) 676–685.
[11] Fischer L.: Neuraltherapie nach Huneke, Grundlagen, Technik, praktische Anwendung. 2.A., Hippokrates, Stuttgart 2001.
[12] Fischer L.: Zu den Grundlagen der Neuraltherapie: Selbstorganisation in der Biologie. In: Kongressband Jubiläumskongress Int. Gesellschaft für Neuraltherapie nach Huneke, Hrsg. A. Reimers, Mexiko City 2000.

[13] Handwerker H. O.: Einführung in die Pathophysiologie des Schmerzes. Springer, Berlin, Heidelberg, New York 1999.
[14] Heine H.: Lehrbuch der biologischen Medizin, Hippokrates, Stuttgart, 1991.
[15] Hopfer F.: Phänomene bei neuraltherapeutischer Tätigkeit. Ärztez. f. Naturheilv. 32 (1991) 684–692.
[16] Huneke F.: Das Sekundenphänomen in der Neuraltherapie. 6. A., Haug, Heidelberg 1989.
[17] Jänig W., Koltzenburg M.: Plasticity of sympathetic reflex organisation following cross-union of inappropriate nerves in the adult cat. I Physiol Lond 436 (1991) 309–323.
[18] Jänig W., Koltzenburg M.: Possible ways of sympathetic afferent interaction. In: Jänig W., Schmidtt R. F. (eds.): Reflex sympathetic dystrophia. Pathophysiological mechanisms and clinical implications. VCH Verlagsgemeinschaft, Weinheim New York 1992.
[19] Jänig W., McLachlan E. M.: The role of modifications in noradrenergic peripheral pathways after nerve lesions in the generation of pain. In: Fields H. L., Liebeskind J. C. (eds): Pharmacological approaches to the treatment of pain: new concepts and critical issues, Progress in Pain Research and Management, Vol. 1. IASP Press, Seattle 1994.
[20] Kluge G., Neugebauer G.: Grundlagen der Thermodynamik. Spektrum, Heidelberg 1994.
[21] Langer H.: Die Langer-Adler'schen Druckpunkte als Mittel zur Störfeldsuche. In: Aktuelle Beiträge zur Neuraltherapie nach Huneke (Hrsg. Dosch P.). Band 15, Haug, Heidelberg 1994.
[22] Melzack R., Wall P. D.: Pain-Mechanism, A new theory. Science 150 (1965) 971.
[23] Pischinger A.: Das System der Grundregulation. 8. A., Haug, Heidelberg 1990.
[24] Prigogine I., Stengers I.: Dialog mit der Natur – neue Wege wissenschaftlichen Denkens. Piper, München 1981.
[25] Raja S. M., Meyer R. A., Ringkamp M., Campbell J. N.: Peripheral neural mechanisms of nociception. In: Textbook of pain, ed. By Wall P. D., Melzack R., 4th ed. Churchill Livingstone, Edinburgh, London, New York, Philadelphia, St. Louis, Sidney, Toronto 1999.
[26] Ricker G.: Pathologie als Naturwissenschaft – Relationspathologie, Springer, Berlin 1924.
[27] Schäfer M.: Physiologie und Pathophysiologie des Schmerzes, Therapeut. Umschau, 56 (1999) 426–430.
[28] Speranski A. D.: Grundlage einer Theorie der Medizin. Ins Deutsche übertragen von K. R. Roques. Sänger, Berlin, 1950.
[29] Spiess G.: Die Bedeutung der Anästhesie in der Entzündungstherapie. München med. Wschr. 8 (1906) 345–351.
[30] Tölle T. R., Berthele A., Schadrack J., Zieglgänsberger W.: Involvement of glutamatergic neurotransmission and protein kinase C in spinal plasticy and the development of chronic pain. In: Towards the neurobiology of chronic pain, ed. By Carli G., Zimmermann M. Elsevier, Amsterdam, Lausanne, New York, Shannon, Tokyo 1996.
[31] Travell J. G., Simons D. G.: Myofascial pain and dysfunction. Vol. I + II. Williams & Wilkins, Baltimore 1982.
[32] Van der Zypen E.: Anatomie des sympathischen Nervensystems, VASA, Bd 6, 2 (1977) 115–123.
[33] Van der Zypen E.: Elektronenmikroskopische Befunde an der Endausbreitung des vegetativen Nervensystems und ihre Deutung. Acta anatom 76 (1967) 431–515.

[34] Zieglgänsberger W.: Central control of nociception. In: Handbook of physiology – the nervous system IV. Mountcastle, V.B., Bloom, F.E., Geiger, S.R. (eds.), Williams & Wilkins, Baltimore 1986.
[35] Zieglgänsberger W.: Chronischer Schmerz: Physiologie, Pathophysiologie und Pharmakologie. Ganzheitsmed 1/15 (2002) 21–25.
[36] Zimmermann M.: Die Neuraltherapie im Licht neuerer Erkenntnisse der neurobiologischen Forschung. In: Neuraltherapie. Band 2, Hippokrates, Stuttgart 1984.

BEAT DEJUNG

Schmerzmedizin 2004 – Unsere Probleme sind nicht gelöst

1. Schmerzmedizin: Erfolglos und teuer

Wenn wir die Schmerzmedizin der letzten Jahre und Jahrzehnte unvoreingenommen betrachten – eine Erfolgsgeschichte ist sie nicht. Die Bewegungsapparat-Schmerzen (auf diese häufigsten Schmerzen im Gesamtkrankengut wollen wir uns beschränken) haben eine Lebenszeitprävalenz von 85%. Die meisten Schmerzen verschwinden mit der Zeit wieder und zwar mit und ohne Therapie. Trotz vielfältigen Bemühungen ungezählter Akteure im Gesundheitswesen werden 10% dieser Menschen zu chronischen Schmerzpatienten, haben also täglich Schmerzen, manche sogar ununterbrochen. Ein bis zwei Prozent dieser Schmerzpatienten werden schliesslich zu IV-Rentnern. Rund 30% aller 220'000 Renten in unserem Land werden an Schmerzpatienten ausbezahlt. Die jährlichen Kosten der IV haben sich innert 12 Jahren vervierfacht und betragen heute rund 10 Milliarden Franken.

Trotz dieser alarmierenden Zustände herrscht unter den Ärzten unseres Landes Gelassenheit. Eine Forschung auf dem Gebiete der unspezifischen Bewegungsapparat-Schmerzen existiert praktisch nicht. Die einzige Nationalfondstudie, die sich mit solchen Problemen befasst hat (NFP 26 B über «Chronifizierung von Rückenschmerzen») kommt zum Schluss, dass «bei diesen Störungen keine fassbaren Einzelursachen» vorlägen und «dass für ein Verständnis des chronischen Rückenschmerzes das traditionelle medizinisch-naturwissenschaftliche Krankheitsmodell untauglich» sei. Dieser Schlussbericht ist im übrigen von einem Psychiater verfasst worden. Jede Ärzte- und Therapeutengruppierung tradiert ihre eigenen Vorstellungen von Ursachen unspezifischer Bewegungsapparat-Schmerzen, ohne diese jemals kritisch hinterfragt zu haben. Als Schmerzursachen werden angeschuldigt: degenerativ veränderte Gelenke, Formveränderungen des Skelettes, Kompressionen peripherer Nerven, Blockierung von Gelenken, Instabilität von Gelenken, Mangel an Kraft und psychische Spannungen. Keine dieser spezifischen Schmerzursachen deckt als alleinige Ursache mehr als einen kleinen Ursachensektor ab. Am Desaster der Schmerzmedizin hat die Verfolgung der beschriebenen Ursachenkonzepte in den vergangenen 30 Jahren wenig geändert.

2. Die Muskulatur als primäre Schmerzursache

Nun fällt schon auf, dass keine Fachrichtung der FMH bis jetzt das Konzept des primär muskulären Schmerzes (nach Janet Travell, der Rheumatologin des amerikanischen Präsidenten Kennedy, «the best kept secret in pain management») einer ernsthaften Betrachtung für würdig befunden hat. Dabei ist die Muskulatur mit 40-50% des Körpergewichtes der dynamischste und störbarste Teil des Bewegungsapparates. Über Schmerzen aus der Muskulatur existiert weltweit eine reiche Literatur, anhand derer man dieses bisher vernachlässigte Paradigma der Schmerzmedizin in Kürzestfassung etwa wie folgt darstellen kann: «Viele Schmerzen haben ihren Ursprung in der Muskulatur. Durch Überlastung oder Überdehnung werden in einem Muskel Sarkomere dekontraktionsunfähig. Diese Zonen werden ischämisch und schmerzhaft. Sie sind palpabel: Hartspannstränge und Triggerpunkte. Der provozierbare Schmerz wird oft in andere Körperregionen übertragen. Diese Pathologie ist auch nach Jahren heilbar.» Verschiedene Autoren haben dargestellt, dass myofasziale Ursachen unter den Schmerzpatienten ihrer Praxen oder Kliniken mit einer Häufigkeit von 30-93% auftreten (Fricton, Fishbain, Skootsky, Gerwin). Simons, der Autor des weltweit meist verkauften medizinischen Lehrbuches «Myofascial pain and Dysfunction» sagt: «Myofascial triggerpoints are extremely common and become a painful part of nearly everyone's life.»

Es ist heute auch klar, dass Fibromyalgie und myofaszialer Schmerz zwei eigene Krankheitsbilder darstellen. Als Fibromyalgie wird ein generalisierter Schmerzzustand des ganzen Körpers bezeichnet. Sie ist bei Frauen vier- bis neunmal häufiger als bei Männern, und wird heute als Neurotransmitterstörung betrachtet (Russel). Ein myofasziales Schmerzsyndrom zeigt sich als lokaler oder regionaler Schmerz mit einer ausgeglichenen Geschlechterverteilung. Chronische myofasziale Schmerzsyndrome können aber wie Schmerzzustände anderer Ursache in ein Fibromyalgie-Syndrom übergehen.

3. Diagnostik myofaszialer Schmerzsyndrome

Travell und Simons haben für myofasziale Schmerzsyndrome präzise Diagnosekriterien aufgestellt. Die Hauptkriterien sind für jedermann palpatorisch leicht zu identifizieren: Ein myofasziales Schmerzsyndrom enthält einen Hartspannstrang, der den Muskel von Sehnenstruktur zu Sehnenstruktur durchzieht. Dieser Strang enthält irgendwo eine sehr empfindliche Stelle, den Triggerpunkt. Dessen Palpation löst einen Schmerz aus, den der Patient als seinen Schmerz identifiziert. Als bestätigende Kriterien für einen myofaszialen Schmerz gelten heute die Auslösung einer Zuckung der betroffenen Muskelfaser durch eine mechanische Reizung (durch eine Nadel eher als durch manuelle Reizung) und die Auslösung von übertragenem Schmerz in anderen Körperregionen durch Palpation des Triggerpunktes. Weitere bestätigende Diagnosekriterien sind eine schmerzhafte leichte Verkürzung des betroffenen Muskels, eine funktionelle Schwäche verbunden mit Störungen der Koordination, sodann auch Reizsymptome des autonomen Nervensystems.

Seit einigen Jahren haben verschiedene Autoren versucht, die Reliabilität der klinischen Untersuchung von myofaszialen Triggerpunkten zu belegen. Dies ist erstmals 1994 Njoo einigermassen gelungen, 1997 Gerwin sodann sehr gut an Schultergürtelmuskeln, allerdings nur bei sieben Probanden, 2003 schliesslich Licht bei 76 Probanden an vier Rumpfmuskeln. Licht konnte dabei (als statistisches Mass für Reproduzierbarkeit der positiven Diagnose eines myofaszialen Triggerpunktes) Kappawerte zwischen 0,87 und 0,51 herausarbeiten, dies bei einer prozentualen Übereinstimmung beider Untersucher von 84–95%. Erstmals konnte also im Bereiche der Bewegungsapparatschmerzen ein Diagnosesystem als wissenschaftlich zuverlässig erwiesen werden.

4. Die Pathophysiologie myofaszialer Schmerzsyndrome: die Endplattenhypothese

Es ist bekannt, dass myofasziale Schmerzsyndrome durch akute oder repetierte Überlastungen oder durch traumatische Überdehnungen von Muskelfasern hervorgerufen werden, dass sie akute Schmerzen erzeugen können, manchmal aber auch wieder in einen Latenzzustand zurücksinken. Verschiedene Einflüsse können die Aktivität eines myofaszialen Schmerzsyndroms steigern: Belastung in verkürzter Stellung des Muskels, Schmerzafferenzen aus anderen Körperstrukturen, Läsionen peripherer Nerven, psychische Spannung, Kälte und Nässe.

Nach Simons beginnt die Pathologie mit einer Läsion des präsynaptischen Anteils einer motorischen Endplatte, welche in der Folge dauerhaft geringe Mengen von Acetylcholin in den synaptischen Spalt freisetzt. Die Dauerdepolarisation der Muskelfasermembran ist dabei nicht so stark, dass eine Muskelzuckung entstehen würde, aber doch so stark, dass lokal ständig und bis zur Erschöpfung Ca^{2+} Ionen aus dem sarkoplasmatischen Retikulum freigesetzt werden und lokal eine Dauerkontraktion von Aktin- und Myosin-Molekülen entsteht. Dabei werden lokal die Energie (ATP)-Reserven erschöpft, so dass sich die Myosinköpfchen nicht mehr vom Aktin lösen können. Es entsteht eine Art lokaler «Leichenstarre». Die Sarkomere im Bereiche der betroffenen Endplatten bleiben kontrakt und bilden einen Herd von so genannten Kontraktionsknoten. Zusammen ergibt eine Reihe von Kontraktionsknoten den so genannten Triggerpunkt, der oft eine Knötchenstruktur bildet. Als Folge der lokalen Kontraktion entsteht in den beidseitigen Anteilen der betroffenen Muskelfasern der so genannte Hartspannstrang. Kontraktionsknoten und Hartspannstrang komprimieren die Kapillaren der Umgebung, sie erzeugen eine lokale Ischämie. Erhöhter Energieverbrauch und Energiemangel infolge Ischämie führen zu einer lokalen Energiekrise, die sich in einem Circulus vitiosus perpetuiert. Die motorische Endplatte wird dadurch weiter geschädigt. Die Schädigungen in der ganzen endplattennahen Zone setzen Entzündungsmediatoren frei, welche die lokalen Nozizeptoren reizen. Ein unangenehmes myofasziales Schmerzsyndrom ist damit geboren.

Dieses ganze Theorem hat immer noch die Wertigkeit einer Hypothese. Es gibt aber vielerlei Forschungsbefunde, welche dieses Theorem stützen. Wenn eine Nadel präzise in einen Triggerpunkt eingestochen wird, macht die zugehörige Muskelfaser (nicht der ganze Muskel) eine spektakuläre Zuckung. Dies ist eine eindrückliche Manifestation, dass ein Triggerpunkt eine äusserst sensible Struktur ist. Einen Millimeter neben dem Triggerpunkt hat der Nadeleinstich keinen Effekt. Die Physiologie dieses Phänomens ist noch nicht aufgeklärt.

Wird mit einer Nadel aus einem Triggerpunkt ein Ruhe-EMG abgeleitet, so findet man ein niederfrequentes Aktionspotential, das von hochfrequenten Spikes durchgesetzt wird. Eine Reihe von Forschern betrachten diese Signale als Äusserung von pathologisch alterierten Endplatten, als Äusserung einer Dauerdepolarisation mit niedriger Amplitude im Endplattenbereich.

Die Hypothese einer Energiekrise im Triggerpunkt wird durch die Forschung von Brückle gestützt, der im Innern der knötchenförmigen Strukturen ein Absinken des O_2-Partialdruckes (im Gewebe normalerweise um 30 mmHg) bis fast zur Null-Linie wiederholt festgestellt hat.

Schliesslich gibt es eine Reihe von histologischen Befunden, welche die Hypothese der Kontraktionsknoten stützen. Am bekanntesten ist die elektronenoptische Abbildung aus dem Sartorius eines Hundes, von Simons 1976 publiziert. Zur Zeit wird die Erforschung solcher Phänomene an den Universitäten von München und Heidelberg intensiv betrieben. Die Forscher beobachten dabei so genannte Kontraktionsscheiben in grosser Zahl (noch nicht publiziert).

Im Weiteren gibt es Beiträge von Gerwin über sonographische Dokumentation von lokalen Zuckungsreaktionen, von Fischer über Druckalgometrie und von Klett über szintigraphische Darstellungen von Triggerpunkten.

5. Triggerpunkte und Schmerzchronifizierung

Die heute gängige Ansicht ist, dass länger andauernde Schmerzen zu Umstrukturierungsvorgängen des Schmerzafferenzsystems im Hinterhorn des Rückenmarks und im Thalamus-Hypothalamusgebiet führen, dass die deszendierende Schmerzhemmung beeinträchtigt wird, und dass dabei Einflüsse aus dem limbischen System, letztlich aus der Psyche, eine Rolle spielen. Die weit verbreitete Meinung ist, dass chronische (über sechs Monate andauernde) Schmerzen therapeutisch nicht mehr beeinflussbar seien.

Klinische Erfahrungen zeigen, dass weder Gichtanfälle noch jahrelang schmerzende Coxarthrosen zwangsläufig zur Schmerzchronifizierung führen. Viele Patienten mit jahrelangen Schmerzzuständen bei Coxarthrose werden nach Implantation einer Endoprothese vollständig beschwerdefrei. Es ist also weder die extreme Schmerzintensität, noch die lange Dauer eines Schmerzes eine hinreichende Bedingung für eine irreversible Schmerzchronifizierung. Es scheint vielmehr so, dass eine persistierende Nozizeption die hauptsächliche Ursache für das wind up der Schmerzchronifizierung darstellt. Wir wissen, dass eine bleibende Schädigung peripherer Nerven zu schlimmen und unbeeinflussbaren chronischen Schmerzzuständen führen kann. In sehr vielen Fällen dürfte die persistierende Nozizeption aus myofaszialen Triggerpunkten stammen.

Die Sache wird nun noch dadurch kompliziert, dass die Ischämie in einer Triggerpunktregion oft zu lokaler Nekrose führt (Fassbender 1973). Konsekutiv führen unspezifische Entzündungsvorgänge zu Neubildung von kollagenem Gewebe, das sich schrumpfend den kontrakten Sarkomeren in den Triggerpunktregionen überlagert. Die erste (und behandelbare) Stufe der Chronifizierung dürfte sich also in der Peripherie befinden und in bindegewebig fixierten myofaszialen Triggerpunkten bestehen.

6. Klinik

Jeder der vielen hundert Muskeln unseres Körpers kann ein myofasziales Schmerzsyndrom entwickeln. Die Formen der unspezifischen Schmerzsyndrome sind daher unerschöpflich vielfältig. Die Ursachen von unspezifischen Schmerzen werden oft darum nicht gefunden, weil Schmerzübertragungs-Phänomene den Patienten mit Schmerzen weit ab von deren Triggerpunkt-Ursachen quälen. Diesen Phänomenen liegen Diffusionsvorgänge von Neurotransmittern im Hinterhorn zugrunde und das in Funktion-Treten von normalerweise stummen Synapsen. Genaueres darüber erfährt man bei Mense.

Ein paar Beispiele: Lumbosacrale Schmerzen haben ihre Ursache oft in Triggerpunkten der Erektormuskulatur thorako-lumbal, manchmal aber auch im Iliacus oder Psoas. Dorsale Schulterschmerzen werden oft durch Triggerpunkte im M. subscapularis verursacht. Sehr oft sind Kopfschmerzen Folge von Triggerpunkten im Sternocleidomastoideus. Die häufigste Ursache von ischialgiformen Schmerzen sind Triggerpunkte im Glutäus medius und minimus. Bei Achillessehnenschmerzen suche man Triggerpunkte im Gastrocnemius, im Soleus und im Tibialis posterior. Die Beispiele liessen sich endlos fortsetzen. Ohne Kenntnis solcher Zusammenhänge dürfte es schwierig sein, eine sinnvolle Schmerzmedizin zu betreiben. Übersichtsdarstellungen dieser Zusammenhänge findet man bei Simons und bei Dejung.

7. Therapie

Das Verständnis der Physiologie myofaszialer Störungen, d.h. der Physiologie unspezifischer Schmerzen des Bewegungsapparates, eröffnet Möglichkeiten zur Therapie.

Janet Travell behandelte mit Stretching nach Ausserfunktionssetzen des Schmerz-Afferenzsystems durch Kältespray. Viele Manualtherapeuten und Osteopathen behandeln heute mit Streching nach isometrischer Anspannung (Janda) oder mit postisometrischer Relaxation (Lewit). Damit wird der Muskeltonus gesenkt und der Schmerz oft reduziert. Kontrakte bindegewebige Strukturen sind so aber kaum zu beeinflussen. Die Techniken eignen sich also nur für akute Schmerzen. Wirksamer sind Methoden, welche die Triggerpunktregion direkt und die bindegewebigen Folgezustände darum herum angehen. Die wichtigsten derartigen Methoden sind das Dry Needling und die manuellen Techniken, wie sie in der Schweiz von der IMTT (Interessengemeinschaft für Myofasziale Triggerpunkttherapie) vermittelt werden.

Evidenzen für die erfolgreiche Behandlung chronischer Schmerzzustände des Bewegungsapparates gibt es gemäss «Textbook of pain» (Wall) bisher nicht. Für das Dry Needling (damals Akupunktur von motorischen Endplatten genannt) hat Gunn 1980 in einer randomisierten Studie eine gute Wirksamkeit bei chronischen Rückenschmerzen belegt. Der Autor dieses Artikels hat 1999 in einer prospektiven Fallserie belegt, dass chronische Lumbosacralgien (Anamnesedauer 4,4 Jahre) mit manueller Triggerpunkttherapie langfristig (follow up 1,5 Jahre) zu bessern sind (Senkung der VAS von 6,8 auf 3,8, p = 0,0033). Studien von höherem Evidenzgrad sind notwendig.

8. Ausblick

Die Schmerzmedizin dümpelt in den letzten Jahren vor sich hin. Um hier eine Wendung herbeizuführen, muss die Ärzteschaft flächendeckend geschult werden, die primäre Nozizeption rascher zu diagnostizieren. Sehr oft wird es sich dabei um die Entschlüsselung myofaszialer Störungen handeln. Und die Behandlung muss rasch einsetzen, bevor infolge zentraler Chronifizierungsprozesse ein point of no return überschritten ist (der sich in der Peripherie in der Regel durch eine Allodynie manifestiert).

Aber auch die Betreuung der einzelnen Patienten muss verbessert werden (im Sinne einer Stärkung der deszendierenden Schmerzhemmung durch Beeinflussung des limbischen Systems). Man könnte sich beispielsweise überlegen, die meist zu spät kommende klinische Rehabilitation durch ein frühzeitiges Case Management zu ersetzen. Und schliesslich sollten in unserem Sozialversicherungssystem die Anreize besser gesetzt werden. Wer wieder zu arbeiten beginnt, sollte nicht weniger Geld zur Verfügung haben sondern mehr. Diesen Wendepunkt erreicht ein arbeitswilliger Invalider in der Schweiz erst ab einem jährlichen Einkommen von Fr. 55'000.– (Beat Kappeler, NZZ am Sonntag 11.1.04).

Wenn wir die Effizienz und den Ruf unserer Schmerzmedizin verbessern wollen, sind klare Analysen und tatkräftiges Handeln unverzichtbar.

Literatur

Dejung B., Gröbli Ch., Colla F., Weissmann R. (2003): Triggerpunkt-Therapie, Hans Huber, Bern.

Mense S., Simons D.G., Russel I.J. (2001): Muscle Pain, Understanding its Nature, Diagosis and Treatement, Lippincott Williams and Wilkins, Philadelphia.

Simons D.G., Travell J.G., Simons L.S. (1999): Myofascial Pain and Dysfunction Vol I and II, sec. edit., Williams and Wilkins, Baltimore.

Übrige Literatur beim Verfasser.

GÉRARD HÄMMERLE

Manuelle Medizin – nur indiziert bei akuten Schmerzproblemen?

Einführung

In den Industriestaaten leiden mindestens 4 von 5 Menschen einmal im Leben an Rückenschmerzen. Zu jedem Zeitpunkt (Punktprävalenz) beträgt die Häufigkeit ca. 40%, die Einjahresprävalenz übersteigt sogar 70%. Jede zweite bis dritte Arztkonsultation in der Allgemeinpraxis ist auf Rückenschmerzen zurückzuführen.

Jeder 10. lumbale Rückenschmerz-Patient entwickelt einen chronifizierten Verlauf (länger als 3 Monate). Diese Patientengruppe verursacht ca. 90% der Kosten, wobei medizinische Abklärung und Behandlung ca. 1/3, der Erwerbsausfall ca. 2/3 dieser Kosten ausmacht. Nacken- sowie Brustwirbelsäulenprobleme stellen mit ca. 25% resp. 5% Inzidenz einen deutlich kleineren Teil der Wirbelsäulenleiden dar.

Ursachen

97% der Rückenschmerzen sind mechanisch bedingt, nur 3% der Rückenpatienten leiden an nicht mechanischen Schmerzursachen, gemeint sind vor allem die viszeralen Syndrome: diese müssen identifiziert und weiter abgeklärt werden. Mechanisch bedingte Schmerzen können rein funktioneller Natur sein: d. h. ohne erkennbare morphologische Veränderung. Hauptkennzeichen: schmerzhafte Bewegungseinschränkungen eines bestimmten Bewegungssegmentes. Für diese können sowohl auf Gelenksebene (Intervertebralgelenk) als auch auf muskulärer Ebene korrelierende Befunde in Form von Blockierungen und Dysfunktionen erhoben werden. Oft bleiben segmentale Funktionsstörungen auch asymptomatisch.

Mit segmentalen Funktionsstörungen einhergehende morphologische Veränderungen an Bandscheiben und Fazettengelenken (zum Beispiel Fazettengelenksarthrosen) erklären oft Persistenz oder häufige Rezidive von Rückenschmerzen (s. Tab. 1).

Mechanische 97%	Nichtmechanische Ursachen 3%

Strukturelle Pathologie:
 – Frakturen (Osteoporose, Trauma) 4–5%
 – Wirbelsäulendegeneration 15–20%
  – Fazettenarthrose
  – Diskushernie
  – Spinalkanalstenose
  – Radikuläre Syndrome
  – Osteochondrose
 – Spondylolisthesis (+/– Spondyloyse) 2%
  – kongenital
  – degenerativ
  – traumtisch
 Funktionelle Pathologie 70%
 – Intervertebrale Blockierung (Dysfunktion)
 – Muskuläre Dysbalance
 – Ligamentäre Beanspruchung bei Haltungsinsuffizienz
	– Tumoren (Metastasen, selten primäre Tumore) 0,7%
	
	 – Infektionen (Spondylodiscitis, Epiduralabszess) 0,01%
	
	 – Viszerale Erkrankungen (pulmonal, kardial, gastrointestinal, urogenital) 2%
	
	 – Entzündlich rheumatische Erkrankungen seronegative Sponarthropathien (M. Bechterew, M. Reiter, Psoriasis assoz. SAPHO, Crohn-, Colitis assoziiert) Rheumatoide Arthrithis Kristallablagerungerkrankungen (Gicht, CPPD, Apatitose) 0.3%

Tabelle 1

Wissenschaftlichkeit

Kürzlich publizierte und vorgestellte klinische Studien, welche die therapeutische Effizienz der manuellen Therapie mit herkömmlichen Verfahren vergleichen, zeigen, dass die manuelle Therapie nicht nur bei der Behandlung von akuten, sondern auch bei chronischen Schmerzsyndromen der Wirbelsäule indiziert ist.

Manuelle Medizin – nur indiziert bei akuten Schmerzproblemen? 61

Autoren der RCT	Patienten n Schmerz	Therapie (Kontrollgruppen)	Dauer	Fazit
Giles et al. Spine 2003 28:1490 ff.	115 Chronisch lumbal	• Manuelle Medizin • Akupunktur • NSAR	2, 5, 9 Wochen	Schmerzfreiheit nach 9 Wochen • 27.9% Manualmedizin • 9,4% Akupunktur • 5% NSAR
Evans et al. Spine 2002 27:2383 ff.	119 Chronisch nuchal	• Manuelle Medizin • Manuelle+MTT+MedX Heimübungen	11 W, 1×/W	signifikant ↓ Schmerz • SMT + MTT > SMT alleine
Aure et al. Spine 2003 28:525 ff.	49 Chronisch Lumbal auch radikulär	• Manuelle Medizin • Krafttraining	8 W, 2×/W	Kurz-/Langzeit Follow up • signifikant stärkere Schmerz ↓ in der SMT Gruppe
Niemistö et al. Spine 2003 28:2185 ff.	204 Chronisch Lumbal, auch radikulär	• Manuelle Medizin • Rückenhygiene	4 W 1×/W	SMT effektiver nach (5+12 Monaten): • Schmerz+Funktion p<0.001 • Psych.Wohlbefinden • Arbeitsfähigkeit
UK BEAM Trial Team, BMJ Nov. 2004	1334 Akute und chronische Rückensz.	Physiotherapie Manualmedizin Hausarzt	12 Wochen	Signifikante Besserung des Schmerzes und Funktion in SMT Gruppe

Legende:
– SMT = Spinal Manipulative Treatment = Manuelle Medizin
– MTT = Medizinische Trainingstherapie

Tabelle 2 (Marcus Baumann 2003, SAMM Kongress Interlaken)

Eine holländische Studie des Instituts für Manuelle Medizin weist darauf hin, dass die rückenschmerzbedingte Arbeitsunfähigkeit durch eine gezielte manuelle Therapie signifikant verkürzt werden kann. Von der gleichen Forschergruppe wird auch die kostensparende Überlegenheit der manuellen Therapie im Vergleich mit Physiotherapie dargelegt. (Korthals de Bos IBC, BMJ 2003)

Koes (1991, 1994) zeigt, dass beim grundversorgenden Praktiker gezielte manuelle Therapie bei Rückenschmerzen einem herkömmlichen Behandlungskonzept sowohl bei Kurzzeit- wie auch bei Langzeitverläufen überlegen ist. Auch im Vergleich mit konventioneller Physiotherapie ist im Langzeitverlauf die manuelle Therapie in Bezug auf das Behandlungsresultat wie auch auf die Anzahl Behandlungen überlegen. Dies beweisen auch die oben in der Tabelle aufgeführten randomisierten Kontrollstudien (Tab. 2).

Geschichte der Manuellen Medizin

Es gibt Überlieferungen, dass Galen, Avicenna und Paracelsus bereits die Chirotherapie als Heilmethode angewandt haben.

Die manuelle Therapie verschwand dann für lange Zeit aus dem Blickfeld ärztlichen Handelns.

Ende des 19. Jahrhunderts entstanden in den USA zwei verschiedene Schulen der manuellen Medizin. Um die Jahrhundertwende haben sich dann die Osteopathen von den Ärzten getrennt und in gesonderten Ausbildungsgängen die manuelle Behandlung der Wirbelsäule und der Gelenke in ihr therapeutisches Konzept eingebaut. Andrew Tailor Still (1828–1919) begründete in Kirksville die Lehre der Osteopathie. Bei allen Erkrankungen bildete die Wirbelsäulendysfunktion eine Schlüsselstellung. Eine Fehlstellung eines Wirbels wurde mit einer Beeinträchtigung des Organismus über ein pathlogisch verändertes Blut- und Lymphbahnensytem in Verbindung gebracht. Die inzwischen wieder in jeglicher Hinsicht den Ärzten gleichgestellten Osteopathen (Doctors of Osteopathy) werden an den 18 staatlich anerkannten medizinischen Schulen der Vereinigten Staaten ausgebildet. Die Manuelle Medizin ist als wesentlicher Bestandteil im Ausbildungsprogramm voll integriert.

Die amerikanischen Chiropraktoren haben sich zu Beginn aus Laienheilern konstituiert. Mit ihnen ist der Name von David D. Palmer verbunden, einem Zeitgenossen von Still. Ein Jahr nach Still gründete er ebenfalls eine Schule, in der in erster Linie Nicht-Mediziner zu Chiropraktoren ausgebildet wurden. Bei Palmer stand die Wirbelsäule im Mittelpunkt des Interesses: Er erklärte das Auftreten von Krankheiten mit seiner sogenannten Subluxationstheorie, wonach bereits geringgradige Wirbelverschiebungen zu veränderter Nervenleitfähigkeit und damit zu schmerzhaften Bewegungseinschränkungen führten. Das Schwergewicht ihrer Behandlungen bildete somit die Handgriffstechnik an der Wirbelsäule besonders bei akuten schmerzhaften Bewegungseinschränkungen, wenn sich die Patienten also zuvor «verhoben» oder «falsch bewegt» hatten, genügten häufig wenige gezielte Handgriffe, um den Schmerz auszuschalten und die Beweglichkeit wiederherzustellen. Dem bei dieser Gelegenheit meist deutlich hörbaren Geräusch verdanken Manuelle Medizin wie Chiropraktik gleichermassen ihre volkstümliche Bezeichnung als «Knack-Behandlung».

Die Chiropraktoren stiessen in den 20-iger Jahren auf massiven Widerstand der Mediziner. 1921 wurden 600 amerikanische Chiropraktoren wegen ihrer Tätigkeit entweder zu Gefängnisstrafen oder zu Bussen verurteilt. Dennoch setzten sich ihre therapeutischen Resultate durch. Heute sind die Chiropraktoren

(Doctors of Chiropractic) als anerkannte medizinische Berufsgattung mit eingeschränkten Möglichkeiten erfolgreich tätig. In den Vereinigten Staaten werden schätzungsweise jährlich 130 Mio. chiropraktische Behandlungen durchgeführt.

Die Geschichte der SAMM
(Schweizerische Ärztegesellschaft der Manuellen Medizin)

1959 wurde die Schweizerische Ärztegesellschaft für Manuelle Medizin (SAMM) gegründet. Von Anfang an wurde aus standespolitischen Überlegungen auf die interdisziplinäre Vertretung aller Fachspezialitäten geachtet. Inzwischen zählt die SAMM über 1300 Mitglieder. Die Schweizerische Ärztegesellschaft für Manuelle Medizin SAMM hat von Beginn an Wert darauf gelegt, dass vorwiegend jene Kollegen und Kolleginnen zur Weiterbildung aufgenommen werden, welche ihre FMH-Weiterbildung bereits abgeschlossen haben oder kurz vor deren Abschluss stehen. Damit wollte man langfristig erreichen, dass die Manuelle Medizin von gut ausgebildeten Ärzten erlernt und somit auch kritisch angewendet wird.

Der grösste Teil der Mitglieder der SAMM sind Fachärzte für Allgemeine Medizin FMH, gefolgt von Fachärzten für Innere Medizin FMH, für Physikalische Medizin und Rehabilitation bzw. Rheumatologie FMH. Seit 1974 sind Kenntnisse in der Manuellen Medizin zur Erlangung des FMH-Titels für orthopädische Chirurgie und seit einiger Zeit für den FMH-Titel für Physikalische Medizin und Rheumatologie erforderlich (vgl. www.samm.ch).

Wirkprinzip

Die Manuelle Medizin basiert auf den Prinzipien der Biomechanik und der Neurophysiologie. Sie bedient sich der Techniken der Palpation. Die Manuelle Medizin hat die Wiederherstellung der physiologischen Funktion am Bewegungsapparat insbesondere der Wirbelsäule, das Verschwinden der Schmerzen und die Rückbildung der Gewebeveränderungen zum Ziel. Zu diesem Zweck wendet sie mobilisierende Gelenkstechniken und Behandlungen der Weichteile an. Diese basieren auf biomechanischen und neuroreflektorischen Prinzipien.

Korrekte Wirbelstellung

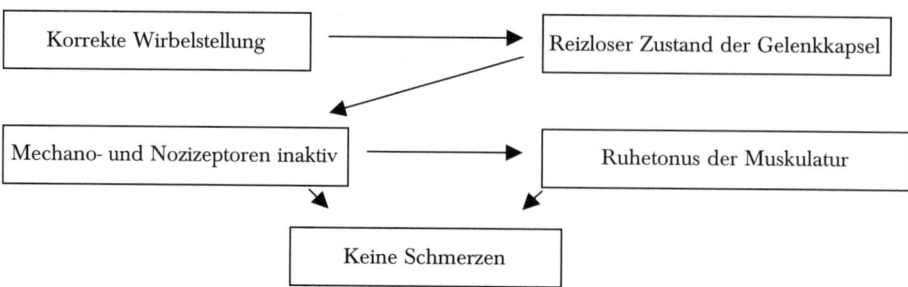

Fig. 1: Manuelle Medizin, Dvorak et al., 1997

Neurophysiologie

Die adäquaten mechanischen Reize von Druck, Zug, Dehnung, Kompression und Gewebsverformung sprechen vor allem das in Gelenknähe besonders dichte Netz von Propriozeptoren an, die im Dienste der Tiefensensibilität stehen. Die als Muskelspindeln, Sehnenspindeln und Mechanorezeptoren der Gelenkskapsel tätigen Sinneszellen registrieren und melden in einem unaufhörlichen Afferenzstrom die aktuelle Tonussituation der Muskeln und die Stellungs- und Bewegungsvorgänge der Gelenke. Die Mechanorezeptoren bilden den Beginn der bahnenden und hemmenden Muskelsehnenreflexe.

Durch die gemeinsame Fazilitation der Alpha- und Gamma-Motoneurone in den Vorderhörnern des Rückenmarks erfüllt diese Einrichtung die Aufgabe, optimale Tonusmuster für die Haltung, für die Gelenkstellung und für Bewegungen bereitzustellen. Nozizeptive Afferenzen aus den Strukturen desselben Segments, besonders aus Gelenk und Muskel, beeinträchtigen die Propriozeption und die Leistung der Motoneurone. Die Folgen lassen sich besonders auffällig an hypertonen und hypotonen Verspannungen der segmentalen Muskeln erkennen. Damit einhergehend sind Koordinationsstörungen und Bewegungseinschränkungen durch die Störung der Biomechanik und des Gelenkspiels zu beobachten. Die segmentale Erregung der sympathischen Seitenhornzellen erzeugt gleichzeitig einen segmental-reflektorischen Komplex, der an den sich entwickelnden Reflexzonen abzulesen ist. In verschiedener Ausprägung und zeitlichem Abstand entstehen Headsche Zonen, Bindegewebszonen, Muskelzonen, Periost- und Insertionszonen.

Manuelle Medizin – nur indiziert bei akuten Schmerzproblemen? 65

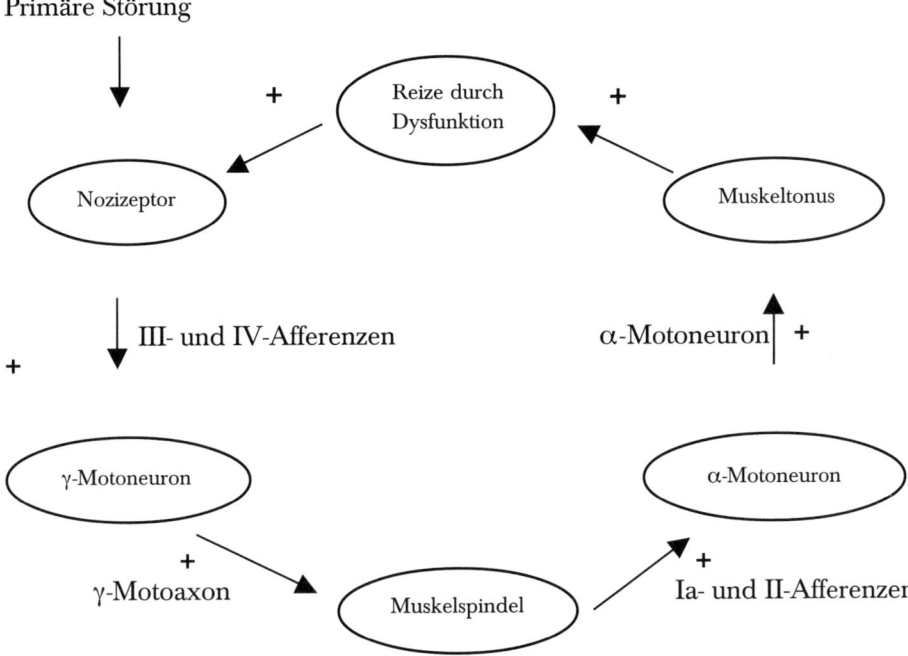

Fig. 2: Manuelle Medizin, Dvorak et al., 1997

Die auffallend starke und schnell einsetzende Schmerzreduktion der Manipulation findet ebenfalls eine neurophysiologische Erklärung durch den Nachweis von schmerzhemmenden Zellen im Hinterhorn des Rückenmarks. Die zuerst von Melzack und Wall beschriebene Schmerzkontrollpforte wird besonders durch Afferenzen der schnell leitenden Propriozeptoren geschlossen, weil die präsynaptische Hemmung die Schmerztransmission zumindest zeitweilig verhindert. Damit wird gleichzeitig die segmentale Nozireaktion unterbunden. Entscheidend ist dabei die Dämpfung der sympathischen Efferenzen, die für Schmerzen, lokale Durchblutungsstörungen und neurovegetativen Dystrophien verantwortlich sind.

Besonders deutlich ist die Schmerzverdeckung bei Dauerschmerzen, die als Rezeptorenschmerzen von langsam leitenden C-Fasern zum Rückenmark gelangen.

Die Funktionsstörung und deren Korrektur

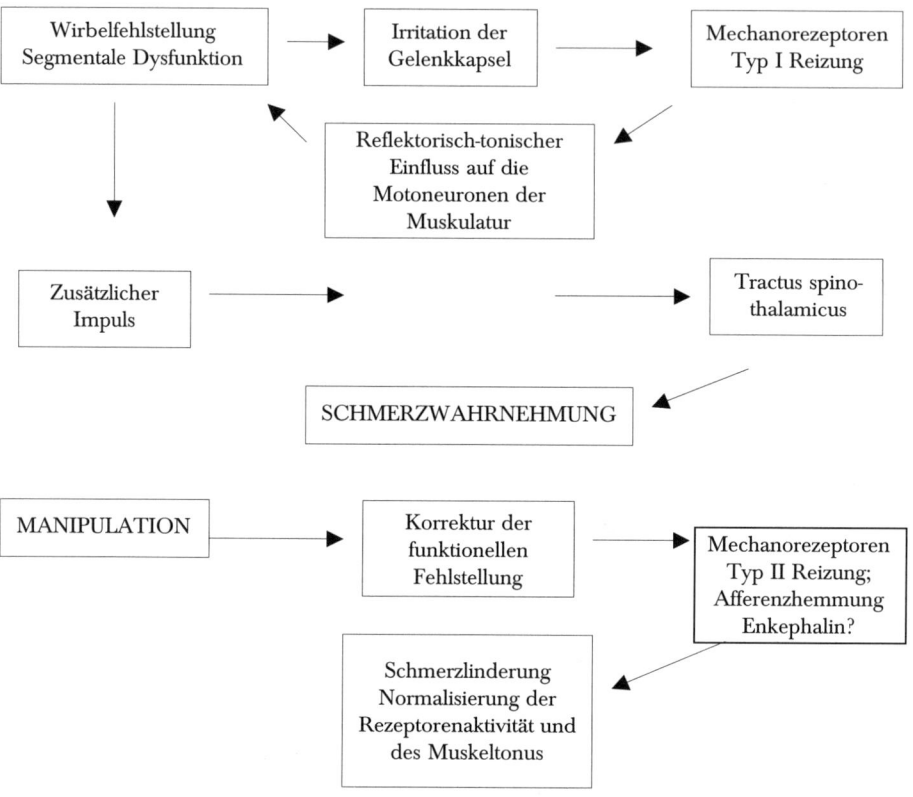

Fig. 3: Manuelle Medizin, Dvorak et al., 1997

Das Bewegungssegment

Dreh- und Angelpunkt im Sinne des Wortes ist das sogenannte Bewegungssegment. Es setzt sich jeweils aus denjenigen Strukturen zusammen, die durch ein Gelenk verbunden und damit gegeneinander beweglich sind. Die Bewegungssegmente der Wirbelsäule bestehen also jeweils aus zwei Wirbelkörpern, der verbindenden Bandscheibe und den Wirbelgelenken mit dem zugehörigen Bandapparat.

Nach den Gesetzen der Biomechanik verfügt jedes Bewegungssegment über einen bestimmten Bewegungsspielraum. Manualmediziner interessiert in diesem Zusammenhang immer dreierlei:

aktive globale Bewegung der Wirbelsäule

anatomisch bedingte Grenzen der passiven Beweglichkeit

pathologische Einschränkung der Beweglichkeit.

Bei einem klassischen»Hexenschuss» wird der Manualmediziner eine oder mehrere pathologische Bewegungsgrenzen im entsprechenden Bewegungssegment diagnostizieren. Häufig ist in diesem Zusammenhang auch von einer «Blockierung» oder Funktionsstörung des entsprechenden Bewegungssegments die Rede. Im nächsten Schritt gilt es festzustellen, ob die Bewegungseinschränkung durch eine reversible Funktionsstörung verursacht oder auf eine manifeste Schädigung wie beispielsweise einen Bandscheibenvorfall zurückzuführen ist. Erst wenn Kontraindikationen im Sinne krankhafter struktureller Veränderungen ausgeschlossen worden sind (vgl. Tabelle 1), dürfen die klassischen Behandlungsformen der Manuellen Medizin zum Einsatz kommen: die neuromuskuläre Mobilisation und die Manipulation mit und ohne Impuls.

Funktionelle Diagnose	*Therapie*
• Abschwächung einzelner Muskeln • Muskelverkürzungen • Muskuläre Dysbalance • Segmentale Dysfunktion • Neurologische Befunde	• Neuromuskuläre Techniken • Mobilisationen ohne Impuls • Mobilisationen mit Impuls • Muskuläre Dehnung • Infiltrationstherapie/Neuraltherapie

Strukturelle Diagnose	*Therapie*
• Intervertebralearthrose • Enges Foramen • Diskushernie • Spinalstenose • Segmentale Instabilität • Fraktur, Osteoporose • Tumor	• Invasive Injektionstherapie • Thermokoagulation • Operation • Funktionelle Therapie

Tabelle 3 (gemäss Dr. U. Böhni)

Diagnose

Die Diagnostik in der Manuellen Medizin ist speziell auf die Untersuchung des muskuloskeletalen Systems ausgerichtet mit dem Ziel, Dysfunktionen zu identifizieren. Zur strukturellen Diagnose werden die traditionellen Methoden der Inspektion, Palpation, Perkussion und Auskultation eingesetzt. Inspektion und Palpation sind die wichtigsten Komponenten. Die strukturelle Diagnose des muskuloskelettalen Systems sollte jedoch nie isoliert, sondern immer im Zusammenhang mit einer kompletten physikalischen Untersuchung und der gesamten Anamnese gesehen werden.

Segmentale Funktionsprüfung

Die segmentale Funktionsprüfung wird für jedes Wirbelsäulen-Segment einzeln durchgeführt. Sie beginnt mit der aktiven Bewegungsprüfung. Die passive Funktionsprüfung schliesst sich an. Bei dieser werden z.B. an der LWS, BWS, zum Teil auch HWS, die Beweglichkeit der Dornfortsätze zueinander bei Rotation, Flexion, Extension und Seitneigung durch Palpation überprüft.

Aufsuchen der segmentalen Irritationszone

Jedem Segment der Wirbelsäule einschliesslich Sakroiliakalgelenk kann eine Irritationzone zugeordnet werden, welche bei bestehender Dysfunktion als verhärtet tastbarer, muskulärer Korrespondenzpunkt mit dem Finger palpabel ist.

Funktionelle segmentale Irritationsdiagnostik

Im Rahmen des 3. Schrittes der gezielten manuellen Diagnostik wird die funktionelle segmentale Irritationszonendiagnostik durchgeführt, welche schliesslich die Indikation zur gezielten Manualtherapie stellt .Es gilt die segmentalen Irritationszone zu tasten und hinsichtlich Zu- oder Abnahme der Schmerzhaftigkeit sowie Konsistenz während der funktionellen Bewegungsprüfung des entsprechenden Segmentes zu überprüfen. Die Indikation zur Therapie besteht erst dann, wenn zugleich Funktionseinschränkung und positiver Befund der segmentalen Irritationszone vorliegen.

Im Rahmen der segmentalen Funktionsüberprüfung muss dann mit Hilfe der zu tastenden Irritationszone die freie Richtung diagnostiziert werden, in die der manipulative Impuls erfolgt.

Therapie

Manualtherapeutisch werden durch bestimmte Techniken mit den Händen (Mobilisationen, mobilisierende Impulstechniken, myofaziale Techniken inkl. Triggerpunktbehandlung sowie Muskelreflextechniken) oben beschriebene Funktionsstörungen an der Wirbelsäule und Extremitäten behandelt. Meist gehen Schmerzen am Bewegungssystem mit Verspannungen bestimmter Muskeln und Störung der Gelenkmechanik der Wirbelsäule und Gliedmassen einher. Wenn nun durch geeignete Behandlungstechniken wie z.B. Manuelle Medizin, Akupunktur und andere reflektorische Behandlungsmethoden, welche absolut schmerzfrei sind (synergetische Reflextherapie) diese Funktionsstörungen von Muskeln, Gewebe und Gelenken gelindert oder behoben werden, hat das positive Auswirkungen auf den Schmerz.

Zu den in der Manuellen Medizin verwendeten Therapiearten gehören:

I. Mobilisation ohne Impuls
Langsames rhythmisches Bewegen des Gelenkes senkrecht oder parallel zur Gleitebene
II. Mobilisation mit Impuls
Distraktion der Gelenkspartner mittels gezielter Impulsierung
III. Neuromuskuläre Therapie
Das ihr zugrundeliegende Prinzip besteht in isometrischer Anspannung und anschliessender Relaxation respektive Dehnung in Richtung oder gegen die Richtung der Bewegungseinschränkung.
IV. Triggerpunkttherapie

Ergänzend dazu:

V. Trainingstherapie
VI. Physikalische Therapie

Indikationen

Methoden der Manuellen Therapie sind immer dann indiziert, wenn eine pathologische und klinisch relevante Bewegungseinschränkung eines Gelenks vorliegt. Besonders folgende Erkrankungen und Verletzungen lassen sich erfahrungsgemäss günstig beeinflussen:

- Akute, schmerzhafte Funktionsstörungen der Wirbelsäulensegmente ohne radikuläre Symptomatik
- Chronische und chronisch-rezidivierende Wirbelsäulensyndrome, begleitet von muskulärem Hartspann sowie von muskulärer Dysbalance
- Degenerative Wirbelsäulen- und periphere Gelenksleiden im Sinne einer symptomatischen Schmerzbehandlung

Kontraindikationen

- akute lumbale Diskushernie mit radikulärer Symptomatik
- akute zervikale Diskushernie mit und ohne radikulärer Symptomatik
- frische Weichteilverletzungen der Halswirbelsäule (für vier bis acht Wochen nach dem Unfall)
- vaskulär bedingter Schwindel im Sinne einer Vertebralis-Basilaris-Insuffizienz
- ossäre Missbildungen im Bereich der Wirbelsäule
- Rückenmarksmissbildungen
- ausgedehnte Osteoporose, metabolische Osteopathien mit Neigung zu pathologischen Frakturen
- Spondylitis ankylosans im Stadium der akuten Entzündung
- entzündlicher Befall der Wirbelsäule bei rheumatischer Arthritis
- posttraumatische, segmentale Hypermobilität
- Tumoren und Metastasen

Literatur

Frisch H. (2003): Programmierte Therapie am Bewegungsapparat. Springer-Verlag.
Dvorak J. (1997): Manuelle Medizin, Diagnostik. Georg Thieme Verlag.

THEO RUDOLF

Osteopathische Medizin – Schmerzregulierung über die Diagnose und Therapie der somatischen Funktionsstörung

Auch in den ersten Jahren des 3. Jahrtausends ist besonders in den Einflussgebieten der westlichen Welt das Denken bezüglich Schmerzbedeutung und Schmerzbekämpfung bei Patienten wie auch Medizinern schwerpunktmässig mit dem Konzept, den Schmerz in seinem Reflexbogen möglichst kurzfristig durch äussere Intervention, in der Regel pharmakologischer Natur, zu unterbrechen, verbunden. Dies hängt unter anderem mit der Erfahrung jedes Einzelnen, einen alltäglichen Schmerz mittels eines Analgetikums oder «Pain-Killers» angehen zu können, zusammen. Dabei spielt nicht nur die Erfahrung, sondern auch die Bewusstseinsbildung durch die Medien, insbesondere durch die tägliche Werbung, eine Rolle. Über analoge Kanäle der Werbung wird auch der Arzt in seiner täglichen Praxis oft unter dem Label der «evidenced based medicine», illustriert durch wirtschaftlich gesponserte Studien, orientiert und beeinflusst. In der Diskussion der zunehmendend grösser werdenden medizinischen Problematik um den chronischen Schmerz ist dem kritisch denkenden Mediziner auch klar, dass Analgetika nicht nur wegen Nebenwirkungspotential, Interaktionen und Abhängigkeitsproblemen als isolierte Methode die Lösung nicht auf die Dauer bringen können. Zumindest das Konzept der interdisziplinären Herausforderung hat in den mehr oder weniger direkt betroffenen Fachgebieten der Medizin an Boden gewonnen. Vor diesem Grund ist es der KIKOM (Kollegiale Instanz für komplementäre Medizin) der Universität Bern hoch anzurechnen, in einer Vorlesungsreihe Möglichkeiten weiterer Interventionsmethoden, primär mit regulativem Charakter, innerhalb der Angehung von chronischen Schmerzen aufzuzeigen.

In der osteopathischen Medizin war von jeher das Verständnis der somatischen Dysfunktion und deren Behandlungsmöglichkeiten eng mit neurophysiologischen Konzepten der Schmerzentstehung und auch des autonomen Nervensystems verbunden.

Aus dieser, von der KIKOM gewählten Perspektive versuchen wir das Verständnis für Denkmodelle und Vorgehensweise in der osteopathischen Medizin über das Schmerzkonzept bzw. das neurogene Konzept zu beleuchten.

Der osteopathische Grundlagenforscher Irvin M. Korr [1] bezog sich auf die neurophysiologischen Erkenntnisse von Denslow [2] und erklärte die Entstehung und die Unterhaltung der somatischen Dysfunktion mit einem pathologischen, sich selbst unterhaltenden Reflexmechanismus, ausgelöst durch sekundäre Afferenzaktivität aus Gewebe, welches durch ein «Bombardement» des Sympathikus beeinflusst wird. Das initiale Trauma, welches den Teufelskreis auslöst, kann, aber muss nicht, schmerzhaft sein. Korr glaubte somit, dass klinische Störungen und damit die somatische Dysfunktion durch Veränderungen im lokalen oder regionalen Feedbackmechanismus ausgelöst werden. In diesem Triggermechanismus spielt das Konzept der lokalen Facilitation (heute oft auch als «sensitisation» beschrieben) eine wichtige Rolle.

Das nozizeptive Modell: Van Buskirk [3] zeichnet das Modell der somatischen Dysfunktion, in welchem die Bewegungseinschränkung, die autonomen, viszeralen und immunologischen Veränderungen durch schmerzbezogene Afferenzen und deren Reflexe ausgelöst werden. Nozizeptive Veränderungen und Anpassungen sind in diesem Modell autonome Prozesse, welche ablaufen auch ohne die Bewusstseinsebene zu erreichen. Durch die gegenseitige Beeinflussung sind sowohl störungsunterhaltende, wie auch regulierende (therapeutische) Pfade denkbar. Für den Interessierten sei an dieser Stelle auf eine weitergehende Synopsis dieser neurogenen Mechanismen durch Wolfgang G. Gilliar D.O. et al. [4] («Neurologic Basis of Manual Medicine») hingewiesen.

Die somatische Dysfunktion

Die theoretischen Konzepte der somatischen Dysfunktion haben sich im Verlaufe der vergangenen 100 Jahre verständlicherweise den Erkenntnissen aus der neurophysiologischen Forschung, wie auch der Realisierung der Interdependenz von Struktur und Funktion der verschiedenen Gewebe angepasst und werden sich naturgemäss wohl auch in Zukunft weiter modifizieren oder ergänzen. Andererseits stellt die somatische Dysfunktion in der alltäglichen Praxis der manuellen Medizin/der osteopathischen Medizin sowohl in der Diagnostik wie in der Therapie das zentrale Instrumentarium dar. Sie ist ein signifikanter Befund in der strukturellen bzw. funktionellen Untersuchung und stellt sich klinisch als eine palpierbare Veränderung der Gewebequalität dar. Sie repräsentiert Veränderungen im neuromuskulären System mit artikulärer, myofaszialer oder craniosacraler Expression und kann auch Indikator für viscerosomatische Vorgänge bei Krankheitsprozessen in visceralen Organen sein [5]. Wichtig dabei ist die Erkenntnis der Unterscheidung von primären und sekundären Dysfunktionen. Primäre Dysfunktionen werden in der Regel durch exogene (z. B. traumatische) Einflüsse hervorgerufen und bleiben vorerst monosegmentär am Ort der Entstehung. Die sekundäre Dysfunktion andererseits entwickelt sich allmählich passiv als Folge bzw. als Kettenreaktion zur primären Dysfunktion. Sie ist eine neurogene oder gewebeadaptive Kompensation zu strukturellen Veränderungen im Skelett oder ist Folge anderer Störungen im Organismus. Solche Kompensationen sind bei primären und sekundären Dysfunktionen zumindest theoretisch potentiell reversibel, aber irreversibel bei erblichen und anatomischen Fehlbildungen. Anderseits können kompensatorische, sekundäre Läsionen durch die Auslösung eines eigenen Teufelskreismechanismus, «ein autonomes Eigenleben» entwickeln, oder im Sinne weiterer Kettenreaktionen tertiäre Dysfunktionen an distalen Lokalisationen im Körper auslösen. Ähnlich wie wir in der klassischen manuellen Medizin die spondylogenen Verknüpfungen kennen, so führen aus osteopathischer Perspektive bei somatosomatischen Dysfunktionen fasciale, ligamentäre, muskuläre und nervale Verbindungen von primären zu weiteren somatischen Dysfunktionen. Analog wird über die Kanäle der neuralen, der vaskulären und ganz besonders der fascialen (!!) Verbindungen die Entstehung von somatovisceralen, viscerosomatischen und viscerovisceralen Dysfunktionen erklärt. Die Erweiterung dieses Konzeptes durch Einschluss psychischer Stressfaktoren oder Situationen die kurzfristig mit starker Intensität oder langfristig mit geringer Intensität auf das Individuum einwirken und damit die homeostatischen Kapazitäten übersteigen, führen zum Verständnis somatopsychischer und visceropsychischer Dysfunktionen.

Da ausserhalb der USA auch in den meisten westlichen Ländern über Jahrzehnte weder eine klar definierte Struktur für die Ausbildung des Osteopathen oder des osteopathischen Arztes noch eine einheitliche berufspolitische Definition bestand, hat sich die Heterogenität sowohl in der konzeptionellen Auffassung des Berufsbildes im Allgemeinen, wie auch im Verständnis der somatischen Dysfunktion im Speziellen leider bis in die Gegenwart weiter entwickelt. Wir halten uns somit an die heute noch gültige Definition der somatischen Dysfunktion, welche in die internationale Klassifizierung der Krankheiten (ICD) aufgenommen wurden: Eine somatische Dysfunktion ist eine verminderte oder veränderte Funktion von zusammengehörenden Teilen des Körpersystems, also skelettalen, artikulären und myofascialen Strukturen und der damit verbundenen Teile des lymphatischen, vaskulären und neuralen Systems. Einer der Pioniere der Osteopathie (Fred L. Mitchell jun. DO) [6] ergänzte diese Definition durch den therapeutischen Zusatz, dass die manipulative Behandlung dieser Dysfunktion angemessen, wirkungsvoll und ausreichend ist.

Im diagnostischen Vorgehen wird die somatische Dysfunktion in amerikanischen Schulen oft wie folgt charakterisiert: «T.A.R.T»: T «tenderness» (Empfindlichkeit), A «asymmetry» (Asymmetrie), R «restricted range of motion» (eingeschränkter Bewegungsumfang), T «tissue texture changes» (Veränderungen der Gewebebeschaffenheit).

Die Miteinbeziehung der visceralen Strukturen in höherer Priorität in obgenannte Definition der somatischen Dysfunktion ist im Sinne einer Renaissance primär auf die europäischen Schulen insbesondere auf die Lehrtätigkeit des französischen Osteopathen Jean-Pierre Barral [7] zurückzuführen.

Wie werden nun diese somatischen Dysfunktionen bzw. deren Auswirkungen im osteopathischen Verständnis angegangen?

Historisch haben sich im Verlaufe der vergangenen Jahrzehnte Methoden entwickelt, welche einerseits in komplementärer Anwendung einen befundentsprechenden therapeutischen Zugang zur jeweiligen klinischen Problematik ermöglichen, andererseits dem Verständnis halber in verschiedenen Kapiteln oder auch als «Säulen der Osteopathie» klassifiziert werden.

Die Muskelenergietechnik

Bei dieser Methode werden primär Gelenkdysfunktionen am Achsenskelett aber auch in der Peripherie diagnostisch und spezifisch, befundentsprechend therapeutisch angegangen. Sie wurde insb. durch die amerikanischen Osteopathen Dr. Fred L. Mitchell sen. (1909–1974) und dessen Sohn Dr. Fred L. Mitchell jun. [6] begründet und weiter entwickelt. Ihren Bekanntheitsgrad innerhalb der manuellen Medizin und die damit verbundene Förderung der funktionellen segmentspezifischen Evaluation (Divergenz- und Konvergenzstörungen im Bewegungssegment des Achsenskelettes) verdankt sie u. a. einem weiteren Pionier und Lehrer der amerikanischen Osteopathie, Dr. Phil E. Greenman D.O. [8]. Als sog. *«direkte Technik»* führt sie das zu behandelnde Gelenk an die restriktive Barriere. Über einen Muskelzug mit spezifischem Kraftlektor wird versucht, sich der physiologischen Barriere zu nähern. Dies geschieht durch Ausnützung der aus der Neurophysiologie bekannten postisometrischen Relaxationsphase. Durch ihre Spezifität, die Abstimmbarkeit auf den individuellen Patienten und den aktiven Einbezug des Patienten in den therapeutischen Vorgang ist die Technik nicht nur effizient, sondern auch atraumatisch und kennt gegenüber der klassischen Manipulation mit Impuls weniger Kontraindikationen.

HVLA («high velocity low amplitiude thrust»)

(Impulstechnik mit hoher Geschwindigkeit und geringer Amplitude). Entspricht der, auch von den Chiropraktoren bekannten Manipulation mit Impuls, wobei die Vektoren der Bewegungseinschränkung eines Gelenkes eingestellt und durch die Anwendung einer präzisen Kraft und Geschwindigkeit in die Richtung der Einschränkung gelöst werden. Bei der alternativen «Exagerationsmethode» wird die Kraft von der restriktiven Barriere weg in die freie Richtung innerhalb des sog. paraphysiologischen Raumes ausgeübt. Spielt bei vielen Anwendern der heutigen Osteopathie aufgrund der vorhandenen alternativen Möglichkeiten mit sog. «weichen, spezifischen Methoden» nicht mehr die einst dominante Rolle.

Myofascialer Release

Bei diesem Konzept ist das «Lösen des Gewebes», das mit einer Muskel- und Fascienentspannung einhergeht, das Ergebnis einer auf den Körper einwirkenden äusseren Kraft. Dabei wird versucht über einen oder mehrere «release» die Symmetrie in Form und Funktion soweit als möglich wieder herzustellen. Der Therapeut folgt über einen «point of entry» den inhärenten Gewebebewegungen und tastet dabei nach direkten und indirekten Barrieren um über deren Lösung das dysfunktionelle Muster zu verbessern, bzw. eine grössere Bewegungsfreiheit zu erreichen.

Konzeptionell [9] orientiert sich dieses Vorgehen nicht nur an den aktiven neuroreflektorischen Mechanismen, sondern ganz besonders auch an den passiven *viscoelastischen Bindegewebeeigenschaften*. Diesbezüglich spielen die anatomischen Verknüpfungen und Verbindungen der Faszien *(«Faszienskelett»)* in ihrer dreidimensionalen Schichtung als Hüllen von Muskeln und Viscera eine entscheidende Rolle. Über die Betonung dieser bindegewebigen und fascialen Verbindungen werden in der Osteopathie somatoviscerale und viscerosomatische Phaenomene verstanden und die Verbindungen zum craniosacralen System erklärt.

Die Dysfunktion und deren Auswirkungen innerhalb des Faszienskelettes wird wohl am besten mit dem Konzept der *«Tensegrity»* illustriert. Das Modell wird aus der Architektur abgeleitet [10]: Starre Elemente werden mit Seilen verbunden. Erst unter Vorspannung der Seile entsteht überhaupt eine räumliche Struktur, welche eine hohe Stabilität gegen äussere Einflüsse ausübt. Analog stellen in der Humanbiologie die 206 Knochen die festen Strukturteile dar, welche durch die «Seile» (Muskeln, Sehnen und Fascien) in Spannung gehalten werden. Zunahme der Spannung an einem Punkt wirkt sich auf das ganze Gebilde aus.

Strain-Counterstrain

Die Lagerung eines Patienten in einer bestimmten schmerzfreien Position kann zu einer fast vollständigen Verbesserung von Schmerzen und Bewegungseinschränkungen führen. Diese Beobachtung machte der amerikanische Osteopath Laurenze H. Jones empirisch nach verschiedenen Zufällen und veröffentlichte seine konsekutiven systematischen Beobachtungen 1964 im Artikel «spontanous release throuh positioning». Das betroffene Gelenk wird passiv (oft 3-dimensional) in die Position der grössten Schmerzfreiheit geführt und dort in der Regel über 90 Sek. belassen. Durch diese Lagerung werden fehlerhafte Meldungen durch dysfunktionale Reflexe der Propriozeptoren vermindert. Der betroffene Muskel wird soweit verkürzt, dass die Belastung nicht weiter gemeldet wird. Zur Diagnostik und Behandlungskontrolle werden lokale druckempfindliche Stellen unter der Haut sogenannte *«tender points»* eingesetzt. Diese unterscheiden sich in Qualität und Lokalisation von den myofascialen *«triggerpoints»* nach Simons and Travell. Beide werden aber nicht selten komplementär zueinander, jeder auf seine Art, spezifisch und effizient behandelt.

Funktionale Techniken

Bereits unter A.T. Still wurden Beobachtungen beschrieben, wonach es zu einer Lösung einer Läsion kommen kann, wenn die Struktur in die Richtung der Läsion bewegt wird. Die systematische Ausarbeitung dieser Beobachtungen mit der Entwicklung einer entsprechenden Terminologie wird den amerikanischen Osteopathen Hower, Bowles und insb. William Johnston [11] zugeschrieben.

Ähnlich wie im Prinzip der «Strain-Counterstrain» Methode geht es darum, propriozeptive Fehlmeldungen auszuschalten um Dysfunktionen zu lösen. Ein dysfunktionelles Bewegungssegment wird im Rahmen der spezifischen Palpationsdiagnostik Vektor für Vektor weg von der Barriere in die Richtung der Läsion (*«indirekte Richtung»*) eingestellt. Konzeptionell wird dabei versucht den Punkt der ausgeglichenen ligamentären Spannung (P.B.L.T = point of balanced ligamentous tension) zu finden. Argumentativ wird an diesem Punkt eine neurologisch neutrale Situation erreicht, welche es dem ZNS ermöglicht, alle hyperaktiven, die Gelenkläsion entwickelnden und aufrecht erhaltenden Informationen auszuschalten. Dies ermöglicht es dem Gelenk wiederum sich selbst neu zu organisieren und damit sich aus der Dysfunktion heraus zu entwickeln.

FPR («facilitated positional release»)

Eine spezielle von Stanley Schiowitz D.O. [12] weiter entwickelte funktionale Technik. In einer neutralen Stellung wird eine leichte fazilitierende Kraft (meist Kompression, gelegentlich Torsion) ausgeführt, um die Dysfunktion leichter, schneller und spezifischer in die indirekte Richtung der Läsion begleiten zu können. Die Korrektur wird als indirekter myofascialer «Release» empfunden.

Diese obgenannten Konzepte werden oft auch als *parietale Techniken* oder parietale Osteopathie bezeichnet. Dazu gesellen sich die kraniosakrale Technik und die viszerale Technik, welche einerseits einen integrierten Bestandteil der osteopathischen Denk- und Vorgehensweise darstellen, anderseits aufgrund ihrer Entwicklung einen spezifischen Stellenwert inne haben.

Kraniosakrale Techniken

Die kraniosakralen Techniken bzw. die kraniosakrale Osteopathie stellt wohl eines der kontroversesten Kapitel auf dem Gebiet der manuellen Medizin überhaupt dar. In verschiedener Hinsicht mit einem esoterischen Stempel behaftet und belastet, kennt die Methode nebst kritischen Anwendern das ganze Spektrum von pointierten Skeptikern und Ablehnern bis zu gläubigen, kaum hinterfragenden monomanen Jüngern. Diese Diskrepanz liegt einerseits in der Effizienz (z. B. der globalen Entspannungen) von einfachen Handgriffen, anderseits an der Tatsache, dass zentrale Prämissen wie die Beweglichkeit einzelner Schädelknochen, Spannungsmuster der Meningen mit ihren Auswirkungen, die Existenz und die Bedeutung des sog. kraniosakralen Rhythmus in der medizinischen Literatur kaum Niederschlag finden. Die Entwicklung wurde durch Dr. Wiliam G. Sutherland D.O. [13], einem Schüler A.T. Stills um 1920 in Gang gebracht. Nach einem jahrelangen Studium inkl. verschiedenen Selbstversuchen, stellte er die These auf, dass die Knochen des Schädels unter sich beweglich seien und zur Funktion des Nervensystems einen Beitrag leisteten. Unter genauer Kenntnisse der Anatomie sollten durch spezielle Griffe die Schädelknochen in ihrer Bewegungsfreiheit palpiert werden können. Dabei wird der sog. «primäre respiratorische Mechanismus» wahrgenommen, welcher hypothetisch durch folgende Faktoren ausgelöst bzw. unterhalten wird:

- Die inhärenten Bewegungen des Gehirns und des Rückenmarks (kontraktile Filamente der Glia Zellen?)
- Die Fluktuationen des Liquors
- Die Beweglichkeit der Meningien allgemein, der Dura, der Falx cerebri und des Tentorium cerebelli im Besonderen
- Die Beweglichkeit der Schädelknochen
- Die stetige unwillkürliche Beweglichkeit des Kreuzbeins zwischen den Beckenknochen.

Analog zu den Prinzipien bekannt aus den myofascialen bzw. der funktionalen Techniken werden die klinikrelevanten Dysfunktionen therapeutisch angegangen.

Viszerale Techniken

Bereits in den ersten Entwicklungsjahren der Osteopathie in den USA wurden Techniken zur Behandlung von funktionellen Störungen der Organe eingesetzt. Diese gerieten aber im therapeutischen Spektrum wieder in den Hintergrund und wurden über viele Jahre kaum mehr gelehrt. Erst durch die Arbeiten der europäischen Osteopathen Jean-Pierre Barral [7] und Pierre Mercier, deren mannigfaltige Veröffentlichungen und insbesondere deren Lehrtätigkeit, erreichten die viszeralen Behandlungsmethoden wieder vermehrt Beachtung. Die Methoden folgen der Prämisse, dass eine optimale vaskuläre Versorgung, eine gute Lymphdrainage sowie die Nervenversorgung u.a. von der Mobilität und der Motilität der Organe und damit der benachbarten Gewebe insb. der Faszienbändern beeinflusst werden. Durch spezifische Grifftechniken werden Bewegungseinschränkung der Organe und der relevanten Faszien untersucht und therapeutisch angegangen.

Die Gewichtung und die Anwendung dieser verschiedenen Techniken variiert sowohl von Schule zu Schule, wie auch unterhalb der verschiedenen Anwendern. Im osteopathischen Grundgedanken der wechselseitigen Beeinflussung von Struktur und Funktion werden sie synergistisch angewandt um nach Möglichkeit die primäre somatische Dysfunktion aufzufinden und sie mit ihren regionalen und überregionalen Auswirkungen behandeln zu können.

Da in vielen europäischen Ländern bis zum heutigen Zeitpunkt sowohl klare berufliche Richtlinien mit einer entsprechenden Qualitätssicherung wie auch eine einheitliche Ausbildungsstruktur fehlten, hat sich der Begriff Osteopathie nicht nur zu seinem eigenen Vorteil in den vergangenen ca. 20 Jahren nach Jahrzehnten des «Dornröschenschlafs» ausgebreitet und z.T. sehr heterogen entwickelt. Zum Verständnis sei an dieser Stelle eine kursorische Entwicklungsübersicht ohne Anspruch auf Vollständigkeit angefügt.

Die Osteopathie ist im Wesentlichen auf den amerikanischen Arzt Dr. A.T. Still zurückzuführen, welcher nach jahrelanger Entwicklung von Konzepten und Methoden im Jahre 1892 in Kirksville Missouri die «American School of Osteopathy» gründete. Seine Ansichten und damit das initiale Konzept basierten auf 5 Prinzipien:

- Der Körper als Einheit: Die verschiedenen Funktionssysteme sind in Gesundheit und Krankheit voneinander abhängig.
- Der Körper verfügt über eigene selbstregulative und heilende Kräfte.
- Die somatische Komponente der Krankheit. Das muskuloskelettale System als Lebensmotor, als reziproker Kommunikator mit anderen Systemen. Bewegung ist Leben.
- Wechselseitige Beeinflussbarkeit von Struktur und Funktion.
- Die Manualtherapeutische Behandlung. Ihre Anwendung zur Wiederherstellung und Unterhaltung der physiologischen Funktion und Struktur.

Entwicklung

- USA:
  20 Osteopathieschulen (Vollzeitstudium). Diese sind dem Medizinstudium akademisch und damit gegenüber dem Weiterbildungspotential gleichgestellt.
  – Vorteil: Strukturiertere Ausbildung mit Zugang zu allen diagnostischen und differentialdiagnostischen Möglichkeiten. Offene Weiterbildungsstruktur. Erleichterter Zugang zur klinischen Forschungstätigkeit und zur Kommunikation mit anderen medizinischen Fakultäten.
  – Nachteil: Durch die offene Weiterbildungsstruktur blieb nur ein kleiner Prozentsatz der diplomierten D.O. (Dr. of Osteopathy) schwerpunktmässig manualtherapeutisch tätig.
  Die American Academy of Osteopathy (AAO) umfasst ca. 5000 Mitglieder (ca. 10% aller diplomierten »Dr. of Osteopathy» der USA). Unterstützt die manualtherapeutischen Inhalte in Lehr- und Forschungstätigkeit.

- England:
  J.M. Littlejohn: 1919 Gründung der «British School of Osteopathy». Erste französische Schule (Ecole Francaise d'Osteopathie) wird 1960 ebenfalls nach England verlegt («European School of Osteopathy» in Maidstone). England kennt als einziges Land die gesetzlichen Grundlagen sowohl für den «Osteopathic Physician» (entspricht dem amerikanischen Doctor of Osteopathy) wie auch des «Osteopath».

- Viele Länder Europas:
  Beachtung der Osteopathie nimmt erst in den 80-er Jahren (also 100 Jahre nach deren Gründung in der USA) rasch zu.
  Aufgrund fehlender berufspolitischer und gesetzlicher Strukturen heterogene Entwicklung einiger Vollzeitschulen («z.B. Belmont/Lausanne CH) wie auch verschiedenster berufsbegleitender Ausbildungen (heterogene Qualitätsstrukturen).
  Heutige Tendenz: Unterstützung der klinischen Vollzeitausbildung («Osteopath»)
  Ärztliche Osteopathiestruktur in Europa: EROP («European Register for Osteopathic Physicians»). Post Doc Fortbildung für Fachärzte mit manualmedizinischer Weiterbildung (z.B. Schweiz: FA SAMM) Ausbildungscurriculum in Kommunikation/Lehreraustausch mit der American Academy of Osteopathy (AAO)

Literatur

[1] Korr I. M.: The Collected Papers of Irvin M. Korr American Academy of Osteopathy, Colorado Springs 1979.
[2] Denslow J. S.: An Analysis of the variability of spinal reflex thresholds. J. Neurophysiol 7: 207–215, 1944.
[3] Van Buskirk R. L.: Nociceptive Reflexes and the Somatic Dysfunction; A model. J. Am Osteopath Assoc. 90: 792–809, 1990.
[4] Gilliar W. G. et al.: Neurologic Basis of Manual Medicine Physical Med. and Rehabilitation Clinics of North America Vol. 7, Number 4, November 1996.
[5] Beal M. C.: Viscerosomatic Reflexes. In Patterson M. M., Howell J. N. (eds): The Central Connection: Somatovisceral Viscerosomatic Interaction. Indianapolis American Academy of Osteopathy 1992, 19–27.
[6] Mitchell F. L. Jr.: The Muscle Energy Manual Vol. I–III MET Press, East Lansing 1995–1999.
[7] Barral J. P., Mercier P: Visceral Manipulation Eastland Press, Seattle 1987.
[8] Greenman P. E.: Principles of Manual Medicine 2nd Edition Williams and Wilkins, Baltimore 1996.
[9] Ward R. C.: Integrated Neuromusculosceletal and Myofascial Release. Foundations for Osteopathic Medicine, Williams and Wilkins, Baltimore 1997, 844–850.
[10] R. Buckminster-Fuller (1895–1983) Architekt, Erfinder, Philosoph.
[11] Johnston W. L., Friedman H. D.: Functional Methods, American Academy of Osteopathy, Indianapolis, Indiana 1994.
[12] Schiowitz S. Jaoa 1990; 901 (2) Feb. 145–155.
[13] Sutherland W.: The Cranial Bowl Mankato, MN, Free Press 1939.

Hans Spring

Chronischer Schmerz – warum Aktivtherapie und Training in der Rehabilitation. Trainingstherapie bei Rückenschmerzen

Einleitung

Rückentraining ist in erster Linie die Rehabilitation der Muskulatur. Ihre Leistungsfähigkeit und Steuerung muss wiederhergestellt werden. Dieser Prozess verlangt vom Patienten viel Zeit und Motivation. Der Therapeut muss die trainingswissenschaftlichen Erkenntnisse anwenden und dabei die aktuelle Pathologie und Belastbarkeit berücksichtigen.

Ziel ist die rasche und gefahrlose Wiederaufnahme der alltäglichen und beruflichen Aktivitäten. Dafür muss die volle Funktion der Muskulatur und die allgemeine körperliche Leistungsfähigkeit des Patienten wiedererlangt werden. Ein umfassendes Konzept der muskulären Rehabilitation berücksichtigt, dass jederzeit Schmerzen und Reizzustände als Störfaktoren auftreten können, die den Wiederherstellungsprozess bremsen und ebenfalls gezielt behandelt werden müssen.

Der Patient erwartet von seinem Behandlungsteam klare Anweisungen für das Eigentraining, und wie er sich mit seiner Verletzung im täglichen Leben verhalten muss.

Dekonditioning-Syndrom

Die Schonung des schmerzhaften Rückens vermindert die muskuläre Stabilisierung der Wirbelsäule und gleichzeitig die allgemeine körperliche Leistungsfähigkeit. Diese gliedert sich in Kraft, Beweglichkeit, Ausdauer, Koordination und Schnelligkeit [17].

Der Verlust der Leistungsfähigkeit wird als Konditionsmangelsyndrom oder Dekonditioning-Syndrom bezeichnet. Dabei sind entweder einzelne oder alle Konditionsfaktoren betroffen [8, 12].

Diese herabgesetzte muskuläre Leistungsfähigkeit führt bereits bei geringen Belastungen zu einer Überbelastungssymptomatik. Führen diese Überlastungssymptome zu Schmerz und weiterer Schonung, so verschlimmert sich das Dekonditioning-Syndrom, und die Toleranzgrenze für Belastungen nimmt noch weiter ab. Letztlich mündet dies in einem Teufelskreis, der den Rehabilitationsprozess und die Reintegration in den Alltag entscheidend stört. Um dies zu vermeiden, müssen von Anfang an gezielt die Rumpfmuskulatur und der ganze Körper trainiert werden. Die geeignete Therapie ist das Rekonditiong, die Trainingstherapie zur Verbesserung der körperlichen Leistungsfähigkeit [17].

Funktionsdiagnostik

Die exakte Funktionsdiagnostik bildet die Basis einer gezielten muskulären Rehabilitation [5, 13, 17]. Anhand der Ergebnisse wird die Behandlung geplant, durchgeführt und gesteuert.

Anamnese und Status sind die Grundpfeiler der Leistungsbeurteilung. Oft sind für eine gute Beurteilung spezifische Untersuchungen oder Belastungstests notwendig.

Beweglichkeit

Zu diesem Zweck werden die Gelenkbeweglichkeit und die Muskellänge untersucht. Bei den Gelenken interessieren sowohl die angulären als auch die translatorischen Bewegungen. Der Stopp an der Bewegungsgrenze informiert über die Ursache einer verminderten oder erhöhten Gelenkbeweglichkeit [5, 6, 14]. Die klinische Längentestung der Muskulatur deckt relevante Muskelverkürzungen auf, die bei der muskulären Rehabilitation berücksichtigt werden [5, 6, 10, 14].

Kraftausdauer

Die Kraftausdauer der Rumpfmuskulatur kann klinisch und ohne Hilfsmittel beurteilt werden [16, 17]. Dies geschieht anhand erreichter Wiederholungszahlen von normierten dynamischen Bewegungsabläufen.

Chronischer Schmerz

Maximalkraft

Um reproduzierbare Werte zu erhalten, können Kraftmessgeräte eingesetzt werden. Je nach Gerätetyp wird statisch (isometrisch) oder dynamisch (z. B. isokinetisch) gemessen.

Koordination

Bereits bei der körperlichen Untersuchung können durch einfaches Beobachten Bewegungsstörungen und koordinative Defizite festgestellt werden. Sportmotorische Tests lassen die Bewegungskoordination und Gleichgewichtsfähigkeit erfassen [2, 3].

Ausdauer

Die Ausdauerleistungsfähigkeit wird je nach Fragestellung unterschiedlich ermittelt: entweder mit einfachen submaximalen Belastungstests (3-Minuten-Stufentest, Arbeitskapazität auf dem Fahrradergometer, Walking-Test) oder mit apparativ aufwendigeren Maximaltests (Fahrradergometerstufentest mit Laktatanalyse, Conconi-Test) [4, 20].

Training

Adaptation zur Leistungssteigerung ist das Grundprinzip des Trainings. Ziel von Therapie und Training in der Rückenrehabilitation ist es, funktionelle und morphologische Anpassungen zu erzielen. Hierfür muss ein spezifischer Belastungsreiz, bzw. eine bestimmte Intensitätsschwelle überschritten werden [9].

Dieser Schwellenwert ist individuell verschieden und steigt mit dem Trainingszustand.

Die pädagogische Führung besitzt im Training einen hohen Stellenwert, insbesondere im Umgang mit Patienten oder untrainierten Personen. Training ist ein planmässig gesteuerter Prozess, bei dem mit inhaltlichen, methodischen und organisatorischen Massnahmen die komplexe sportmotorische Leistung, die Handlungsfähigkeit und das Verhalten weiter entwickelt werden [11].

Training der einzelnen Konditionsfaktoren in der Rehabilitation

Kraft

In der Rehabilitation beinhaltet Krafttraining immer auch koordinatives Training. Das rehabilitative Muskeltraining baut auf den Erkenntnissen der Trainingswissenschaften auf und erfolgt in vier Schritten [7].

Ziel der beiden ersten Trainingsschritte ist die neuromuskuläre Anpassung im Sinne vom Erlernen, Steuern und Anpassen von Bewegungen. Dabei ist der erste Schritt durch eine niedrige Intensität gekennzeichnet. Verbessert werden die intermuskuläre Koordination, die aktive Gelenksstabilisation und die Propriozeption. Durch Bahnung und Einübung von teilweise neuen Bewegungsmustern wird ein stabiler muskulärer Automatismus erreicht.

Im zweiten Schritt wird die lokale Muskelkraftausdauer verbessert und damit die Belastbarkeit der Muskulatur gesteigert. Es ist entscheidend, die maximale Wiederholungszahl so zu wählen, dass eine vollständige lokale Ermüdung eintritt (20–30 Wiederholungen). Zur Einschätzung der subjektiven Anstrengung kann die aus dem Ausdauertraining bekannte Borg-Skala [1] benutzt werden.

Im dritten Schritt wird die Belastung so gewählt, dass die Muskulatur hypertrophiert und die Maximalkraft steigt (Trainingsintensität: 60–80%; 8–12 Wiederholungen).

Der vierte Schritt ist dem Training im Sport vorbehalten: Durch hohe Intensitäten (> 85%) wird die neuromuskuläre Kraftqualität verbessert.

Das Krafttraining kann mit ganz unterschiedlichen Trainingsmitteln durchgeführt werden.

Kraftmaschinen erlauben eine geführte Bewegung mit Berücksichtigung der Hebelverhältnisse. Sie trainieren isolierte Muskeln oder Muskelgruppen. Durch ihren definierten Widerstand ist die erbrachte Leistung objektivierbar und exakt reproduzierbar. Training mit einem Zugapparat, Gummizug, dem eigenen Körpergewicht oder mit freien Gewichten ist dagegen koordinativ anspruchsvoller – vorausgesetzt die Bewegungen werden exakt ausgeführt. Ausserdem verändert sich je nach Gelenkstellung der Widerstand (unterschiedliche Hebelverhältnisse), so dass nicht mit einer konstanten Grösse trainiert wird. Dreidimensionale Bewegungsmuster sind möglich.

Beim Training der Rumpfmuskulatur ist darauf zu achten, dass sowohl das lokale wie auch das globale Muskelsystem gezielt trainiert werden. Die Intensität ist für das lokale System gering zu halten, für das globale System im Bereich der Kraftausdauer.

Beweglichkeit

Der optimale Muskelaufbau erfordert eine normale Muskellänge. Dafür ist Stretching (statisches Dehnen) die Methode der ersten Wahl. Innerhalb der statischen Methoden unterscheidet man die passiv statischen Dehnübungen von den neuromuskulären Dehnübungen [18]. Ergänzt wird das Beweglichkeitstraining durch Mobilisationstechniken der Wirbelsäule. Die passiven Gelenkmobilisationstechniken gehören in die Hände von Ärzten und Physiotherapeuten, die in manueller Therapie ausgebildet sind [5]. Die aktive Mobilisationstechnik ist die geeignete Form für die selbständige Gymnastik [14].

Koordination

Der erste Schritt des neuromuskulären Koordinationstrainings ist das häufige exakte Wiederholen eines Bewegungsmusters. Dabei verbessern sich vor allem die Bewegungswahrnehmung, die propriozeptive Rückmeldung und damit die aktive muskuläre Stabilisation. Es wird eine geringe Belastungsintensität gewählt. Damit nicht ein Gewöhnungseffekt eintritt, sollen die Übungsmethoden und Übungsinhalte ständig variiert und neu kombiniert werden. Die Koordination wird entweder mit dem eigenen Körpergewicht trainiert (anspruchsvolle Gymnastikübungen) oder mit einfachen Hilfsmitteln (instabile Unterlagen, Ball, Zugapparat) [2, 15].

Allgemeine Ausdauer

Die Dauerleistungsfähigkeit wird optimal gesteigert, wenn 2- bis 3mal pro Woche während 30–45 Minuten mit genügender Intensität trainiert wird (Fahrradergometer, Laufen, Aquatraining mit Flossenschwimmen oder Aquajogging). Der Anfänger muss langsam beginnen und auf einen ausgewogenen Wechsel zwischen Belastung und Erholung achten. Diese Wechselmethode wird mit zunehmender Leistungsfähigkeit von der Dauermethode abgelöst, bei der dann die Leistung über längere Zeit ohne Unterbrechung erbracht wird. Die Trainingsintensität wird über das subjektive Anstrengungsempfinden (Borg-Skala) [1] oder objektiver über die Herzfrequenz gesteuert. Dabei wird die Herzfrequenz, mit der man die Ausdauerleistungsfähigkeit trainiert, durch folgende Formel ermittelt: Trainingspuls = 170 − 1/2 Lebensalter [18, 20]. Wenn Daten eines Conconi-Tests oder Laktatstufentests vorliegen, wird die Herzfrequenz entsprechend einer Belastung von 80–85% der anaeroben Schwelle gewählt.

Störfaktoren in der muskulären Rehabilitation

Reizzustände einzelner Bewegungssegmente (aktivierte Spondylarthrose u.a.) behindern die muskuläre Rehabilitation erheblich. Die gelenknahe Muskulatur wird reflektorisch gehemmt. Diese Reflexinhibition macht das Training ineffizient, weil es den Muskelaufbau behindert. Parallel zum Aufbautraining müssen spezifisch diese Hemmmechanismen vermindert werden. Dafür werden analgetische und antiphlogistische physikalische und medikamentöse Therapieformen eingesetzt.

Diese therapeutischen Massnahmen werden engmaschig kontrolliert und verlangen eine konsequente Führung des Patienten [19]. Begleiterkrankungen müssen in die spezifische Therapieplanung einbezogen werden, weil dadurch oft Intensität und Umfang der gewählten Therapiemethode limitiert sind. Sportliche Patienten haben im allgemeinen ein relativ gutes Bewegungsgefühl. Sie dürfen daher mit höheren koordinativen Ansprüchen trainieren. Für die anderen werden möglichst kontrollierte Übungen gewählt, damit Überlastungen und unkontrollierte Bewegungen vermieden werden.

Schlussfolgerungen

Beim chronischen Rückenschmerzpatienten ist eine muskuläre Rehabilitation notwendig. Meist ist ein strukturiertes Therapieprogramm erforderlich. Dieses Programm muss individuell abgestimmt werden. Die Grundlagen dafür liefern trainingswissenschaftliche Erkenntnisse. Obwohl in der muskulären Rehabilitation noch für viele Fragestellungen die wissenschaftlich abgesicherten Antworten fehlen, erlaubt der heutige Wissens- und Erfahrungsstand, wirksame Rehabilitationskonzepte anzubieten.

Literatur

[1] Borg G.: The perception of muscular work. Umea Research Library 1960; 5:1–27.
[2] Bizzini M., Mathieu N., Steens J. C.: Propriozeptives Training der unteren Extremität auf instabilen Ebenen. Manuelle Medizin 1991; 29:14–20.
[3] Bös K., Wydra G., Karisch G.: Gesundheitsförderung durch Bewegung, Spiel und Sport. Beiträge zu Sportmedizin Band 38. Perimed, Erlangen 1992.
[4] Conconi F., Ferrari P., Ziglio P. G., Droghetti P., Codega L.: Determination of the anaerobic threshold by a non-invasive field test in runners. J Appl Physiol 1982;52:869–73.
[5] Dvorak J., Dvorak V., Schneider W., Spring H., Tritschler T.: Manuelle Medizin, Diagostik. Thieme, Stuttgart 1998.
[6] Dvorak J., Dvorak V., Schneider W., Spring H., Tritschler T.: Manuelle Medizin, Therapie. Thieme, Stuttgart 1997.
[7] Freiwald J., Starischka S., Engelhardt M.: Rehabilitatives Krafttraining. Deutsch Z Sportmed 1993; 44:368–78.
[8] Gachtel R.: Early Development of physical and mental deconditioning in painful spinal disorders. In: Mayer T., Mooney V., Gatchel R.: Contemporary conservative care für painful spinal disorders. Zea and Febiger, Philadelphia 1991; 278–89.
[9] Hollmann W., Hettinger T.: Sportmedizin. Arbeits- und Trainingsgrundlagen. Schattauer, Stuttgart 1990.
[10] Janda V.: Muskelfunktionsdiagnostik. VFM, Heidelberg 1979.
[11] Martin D.: Handbuch Trainingslehre. Hofmann K. Schomdorf 1991.
[12] Mayer T., Kishino N., Kelley J., Mooney V.: Using physical measurements to assess low back pain. J Musc Med 1985; 2:44–59.
[13] Sapega A.: Muscle Performance Evaluation in Orthopaedic Practice. Current Concepts Review. J Bone Joint Surg 1990; 1562–74.
[14] Schneider W., Spring H., Tritschler T.: Beweglichkeit, Theorie und Praxis. Thieme, Stuttgart 1989.
[15] Spring H., Pirlet A.: Morbus Bechterew, Gymnastik und Sport. Thieme, Stuttgart 1995.
[16] Spring H., Kunz H. R., Schneider W., Tritschler T., Unold E.: Kraft, Theorie und Praxis. Thieme, Stuttgart 1990.
[17] Spring H., Dvorak J., Dvorak V., Schneider W., Tritschler T., Villiger B.: Theorie und Praxis der Trainingstherapie, 2. Aufl. Thieme, Stuttgart 2005.
[18] Spring H., Illi U., Kunz H.R., Röthlin K., Schneider W., Tritschler T.: Dehn- und Kräftigungsgymnastik, 6. Aufl. Thieme, Stuttgart 2005.
[19] Spring H., Pirlet A., Tritschler T.: Praxis der muskulären Rehabilitation. Sportverletzung Sportschaden 1997; 11:100–5.
[20] Villiger B., Egger K., Lerch R., Probst H.P., Schneider W., Spring H., Tritschler T.: Ausdauer, Theorie und Praxis. Thieme, Stuttgart 1991.

Brigitte Ausfeld-Hafter

Der chinesische Weg – Akupunktur und mehr

Geschichtliches: Die Traditionelle Chinesische Medizin (TCM) in China und Europa

Dem halblegendären Wanderarzt Bian Que aus dem 6.–5. Jh. v. Chr. wird die einmalige Anwendung einer Nadel an einem Punkt am Kopf eines Patienten zugeschrieben. Zwar wurden Nadeln nicht nur in urzeitlichen chinesischen Gräbern, sondern auch in Gräbern anderer Kulturen gefunden, ein Zusammenhang zwischen diesen Horn- und Knochennadeln und ihrer therapeutischen Akupunktur-Anwendung ist bisher jedoch nicht nachweisbar. Das legendäre Buch der chinesischen Medizin, der Huang Di Nei Jing aus dem 2. oder 1. Jh. v. Chr., ist eine Sammlung von zum Teil widersprüchlichen Schriften. Es besteht aus dem Dialog zwischen dem Gelben Kaiser Huang Di und seinem Leibarzt. In diesen Dialogen wird die Akupunktur bereits recht systematisiert dargestellt.

Erst im 17. und 18. Jh. wurden westliche Einflüsse durch die Missionare nach China getragen. Diese Missionare interessierten sich allerdings nebst der Religionsverbreitung auch für die Traditionelle Chinesische Medizin, wobei ihnen die Akupunktur als augenfälligste Therapie auffiel und sie daher vor allem von dieser im Westen berichteten: Es handelt sich hier um den ersten Schub von Popularität der Traditionellen Chinesischen Medizin in der westlichen Welt!

Im 20. Jh. verschwand die Lehre der Traditionellen Chinesischen Medizin immer mehr von den chinesischen Universitäten, erst Mao Tse Tung stärkte diesen Bereich wieder, da er unter anderem nicht auf genug westlich ausgebildete Ärzte zurückgreifen konnte, um die Gesundheitsversorgung der grossen Bevölkerung zu verbessern.

Der Besuch des USA-Präsidenten Richard Nixon in China in den 70-iger Jahren gipfelte in dramatischen Berichten und Dokumenten von Operationen unter Akupunktur-Analgesie. Dieser neuerliche Schub von Popularität der TCM in der westlichen Welt dauert wohl heute noch an.

Kleiner Exkurs über die Akupunktur-Analgesie

Die eigentliche Akupunktur-Analgesie als Methode der Schmerzunterdrückung während chirurgischen Interventionen entstand aus den Bemühungen nach einer Synthese zwischen Traditioneller Chinesischer – und Westlicher Medizin in China um das Jahr 1958. Die Entdeckung dieser Form der Analgesie wird wie folgt geschildert:

> Der Rachen eines Patienten im ersten Volkskrankenhaus in Shanghai schmerzte so stark, dass der Patient nichts schlucken konnte, nachdem seine Mandeln entfernt worden waren. Medizinisches Personal der Hals-Nasen-Ohren-Abteilung stach ihm deshalb eine Nadel in den Akupunkturpunkt Hegu (Di 4) und sofort hörte der Schmerz auf. Der Patient ass darauf ohne Schwierigkeiten eine Schale voll Fleischklösschen. Das war für die medizinischen Arbeiter der «Augenöffner»: Sie dachten, wenn die Nadel den Schmerz ausschalten kann, könnte sie auch bei Mandeloperationen an Stelle von Anästhetika treten.

Die Überprüfung dieser Überlegungen ergab ein positives Resultat. Damit war die Akupunktur-Analgesie geboren.

Bereits in den sechziger Jahren meldeten die Chinesen über 400'000 grössere chirurgische Eingriffe unter Akupunktur-Analgesie. Das wissenschaftliches Interesse war geweckt und zahlreiche Untersuchungen zur Wirkungsweise folgten. Von den siebziger Jahren an wurde die Akupunktur-Analgesie auch in Europa bekannt. Dies bewirkte, dass die Aufklärung des Wirkungsmechanismus der Akupunktur zum Ziel intensiver Forschungsbemühungen wurde. In Deutschland und in Frankreich wurde die Methode der Akupunktur-Analgesie in Kombination mit einer herkömmlichen Intubationsnarkose an verschiedenen Spitälern eine Zeitlang praktiziert. In der Schweiz wurde und wird die Akupunktur-Analgesie als Methode der Schmerzunterdrückung während chirurgischer Interventionen aber kaum angewendet.

Und im Westen?

Im Westen bieten sich seit ungefähr dreissig Jahren neben der Schulmedizin neue Therapiemöglichkeiten an und das in Bereichen, in denen die westliche Schulmedizin wenig zu bewirken vermag oder ihre Medikamente mit starken unerwünschten Nebenwirkungen behaftet sind.

Der Chinesische Weg – Akupunktur und mehr 93

Die Nachfrage nach Akupunktur ist in den letzten Jahren gestiegen. Dass diese Ausweitung der Anwendung zu einem beunruhigenden Qualitätsverfall der Akupunktur führen kann, wurde in der Schweiz schon in den neunziger Jahren erkannt. Aus diesem Grund entstand ein Curriculum für die Aus-, Weiter- und Fortbildung von Ärzten, Zahnärzten und Tierärzten, das seit 1999 die Grundlage für den Fähigkeitsausweis für Akupunktur-Traditionelle Chinesische Medizin darstellt. Gemäss der Statistik der Foederatio Medicorum Helveticorum (FMH) gibt es in der Schweiz gegen sechshundert Fähigkeitsausweisinhaber, die in privaten Praxen tätig sind. In anderen Ländern wurden die Zeichen der Zeit nicht so zeitig wie in der Schweiz erkannt, daher ist die Ausbildung in anderen europäischen Ländern oder in den USA immer noch sehr divergierend.

Daneben braucht es für die zukünftigen Ärzte aber auch eine bessere Aufklärung über die Möglichkeiten und Grenzen der Akupunkturtherapie. In der Schweiz gibt es immerhin an zwei von fünf medizinischen Universitäten eine komplementärmedizinische Instanz, das entspricht 40%! Die Ausbildung in Grundzügen, die einen Einblick in die komplementärmedizinischen Methoden ermöglicht, ist daher in der Schweiz für einen Teil der Medizinstudenten gewährleistet. Allerdings fehlt es auch heute noch oft an der Aufklärung der Patienten: wer von uns Komplementärmedizinern hat nicht schon Patienten in der Sprechstunde gesehen, die von Pontius zu Pilatus gewandert sind und nun in der angebotenen Therapierichtung ihre «letzte» Hoffnung sehen. Das Prinzip Hoffnung birgt einerseits einen guten Placeboeffekt, der den oft chronisch Kranken zu gönnen ist; andererseits ist das erste Opfer der Hoffnung in der Regel die Vernunft! Es ist daher vermehrt Transparenz zu schaffen, die den Patienten Klarheit über den Wissensstand ihres Therapeuten vermitteln kann.

Wissenschaftliche Grundlagen der Akupunktur

Der in Toronto, Kanada, tätige Professor für Physiologie, Bruce Pomeranz, hat sich mit vielen Grundlagenforschungen zur Akupunkturwirkungsweise hervorgetan. Seine neurophysiologischen Grundlagenforschungen konzentrieren sich in der Hauptsache auf die Akupunktur-Analgesie [1].

Bruce Pomeranz folgert aus der Übersicht von über vierhundert Studien, dass die Akupunktur, vor allem in der Behandlung chronischer Schmerzzustände sehr wirksam ist, in dem sie 55 bis 85% der Patienten hilft; damit lässt sie sich ohne weiteres mit starken Medikamenten vergleichen (zum Beispiel hilft Morphin «nur» in 70% der Fälle). Er kommt zum Schluss, dass die Akupunktur-Analgesie wirksamer ist als Placebo, was auf einen tatsächlichen physiologischen Effekt hinweist. Pomeranz stellt auch fest, dass die Studiendesigns oft ein Problem darstellen, da es neben der Verumakupunktur schwierig ist, in einer Kontrollgruppe eine Placeboakupunktur zu verwenden. Denn Patienten, die schon mit Akupunktur behandelt worden sind, spüren den Unterschied zwischen Verum- und Placeboakupunktur. Somit ist die Verblindung des Patienten, das ist die Unmöglichkeit zu erkennen, zu welcher Gruppe einer Studie er gehört, aufgehoben.

Am 10th Annual Symposium on Complementary Health Care vom 21.–22. November 2003 wurde eine Studie vorgestellt, die mit der Streitberger-Placebonadel durchgeführt wurde: 19% der Patienten rieten richtig, ob sie mit der Placebo- oder der Verumnadeln gestochen wurden! Der Frage, ob die richtig Ratenden schon vorher mit Akupunktur behandelt worden seien und daher das Nadelgefühl kannten, wurde leider nicht nachgegangen [2].

Durch die seit ungefähr zwei Jahren mögliche Laserneedle-Akupunktur ergeben sich ganz neue Dimensionen der Forschung. Die Laserneedle-Technik ist eine nicht-invasive Methode, die bestimmte Akupunkturpunkte mit sichtbarem rotem Laserlicht mit 690nm Wellenlänge stimuliert. Lasernadeln werden nicht in die Haut gestochen, sondern auf die Akupunkturpunkte mit Hilfe einer Halterung geklebt. Sie können wie die gestochenen Metallnadeln eine De-Qi-Empfindung auslösen. Setzt man dem Patienten eine grünglasige Schutzbrille auf, kann er den roten Laserstrahl nicht sehen und daher nicht wissen, ob er eine Verum- oder Placebotherapie erhält.

Diese neue Art der Forschung wird vorderhand nur in den deutschsprachigen Ländern angewendet; in Österreich ist vor allem Professor Gerhard Litscher mit Studien im Bereich der Laserneedle-Akupunktur stark vertreten [3]. Da wir an der KIKOM mit einem solchen Laserneedle®-Gerät forschen können, wird zur Zeit eine Studie über Menstruations-Beschwerden und ihre Therapie durchgeführt; die Patientinnen werden – wenn alles klappt – ab Frühjahr 2004 behandelt werden.

Und in China?

Die deutsche Schriftstellerin Birgit Vanderbeke schreibt:

> Entweder man glaubte es, oder man glaubte es nicht. Wenn alle daran glauben, heisst es, es funktioniert.

Sehr viele Chinesen waren offenbar von der Wirkung der Akupunktur so überzeugt, dass sie keinen Grund sahen, die Akupunktur wissenschaftlich (und zwar im westlichen Verständnis) aufzubereiten. In China wird daher erst seit wenigen Jahren zum wissenschaftlichen Verständnis der Wirkungsweise der Akupunktur geforscht.

Im Folgenden soll kurz skizziert sein, wie sich die Traditionelle Chinesische Medizin die Schmerzentstehung darstellt: Der chinesische Weg ist durch systematische Zuordnungen und Synthesen geprägt. Der gesunde Mensch verspürt keine Schmerzen, in ihm herrscht Harmonie zwischen Yin und Yang und den fünf Wandlungsphasen. Die Normkonventionen von Yin und Yang beruhen auf einem philosophischen Prinzip, das die Dualität der Dinge darstellt. Nachfolgend eine kleine Gegenüberstellung von Yang- und Yin-Zuordnungen.

Yang	*Yin*
Himmel	Erde
Tag	Nacht
Hell	Dunkel
Frühling/Sommer	Herbst/Winter
Mann	Frau
Aktives	Stoffliches
Bewegendes	Struktives
Dynamisches	Materielles
Hyperfunktion	Hypofunktion

Die Fünf Wandlungsphasen eignen sich zur Erläuterung von gegenseitigen Beziehungen und Auswirkungen aller Dinge der äusseren und der inneren Welt: Die Wandlungsphasen wirken aufeinander ein und sind daher nicht statisch, sondern dynamisch zu verstehen. Dieses Konzept der Zuordnungen und Zugehörigkeiten aller greifbaren und abstrakten Phänomene zu bestimmten Assoziationsreihen ermöglicht eine nahtlose Verbindung des Psychischen mit dem Somatischen. Der körperliche und der psychologische Bereich des Krankseins bilden in der Traditionellen Chinesischen Medizin eine vollkommene Einheit.

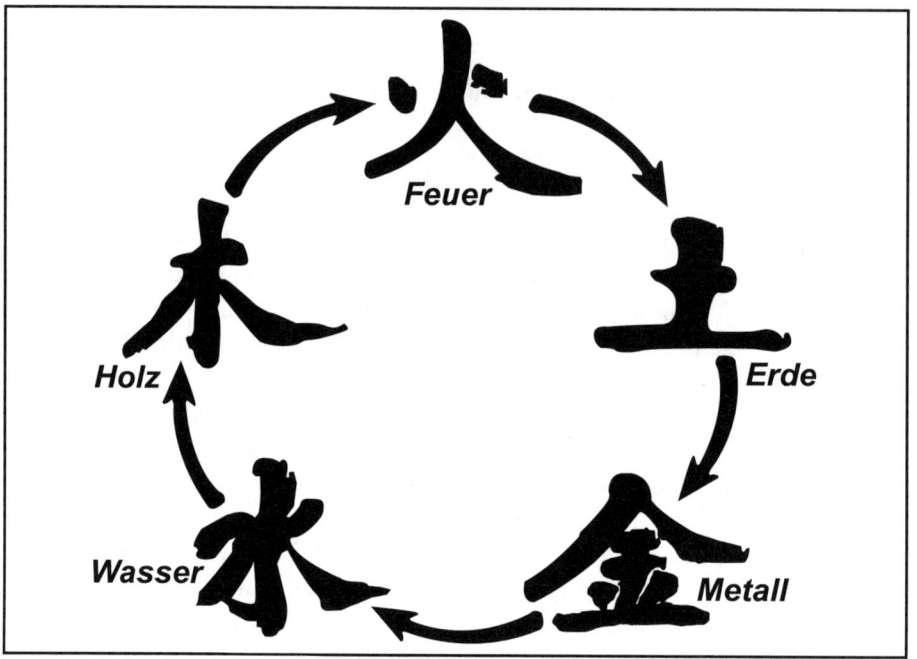
Wandlungsphasen

Nebst Yin und Yang und den Fünf Wandlungsphasen gibt es den Begriff des Qi; es ist dies ein fundamentaler Begriff der chinesischen Philosophie, der bei uns oft mit «Lebensenergie» übersetzt wird. Der Schmerz ist aus dieser Sicht ein Syndrom der Qi-Stagnation, denn beim Gesunden fliesst das Qi ungehindert und harmonisch im Körper.

Wenden wir uns den therapeutischen Methoden der Traditionellen Chinesischen Medizin zu, die anderen Ortes ausführlich beschrieben wurden [4]. Sie umfassen die Akupunktur, die Moxibustion und die in China weit verbreitete Arzneikunde als ärztliche Therapien. Massage (Tuina genannt), Tai Ji und Qi Gong werden in der Regel an nichtärztliche Therapeuten delegiert. Und die Beratung in Diätetik und Lebensführung werden von Ärzten und qualifizierten nichtärztlichen Therapeuten angeboten.

Für die Diagnostik verwenden die Chinesen zunächst auch die in der modernen Medizin unverändert wichtigen Bereiche wie die Anamnese des Krankenverlaufes und der Lebensgewohnheiten. Die genaue Untersuchung und Beobachtung des Kranken schliesst sich der Anamnese an. Bei der Traditionellen Chinesischen Medizin kommt die Methode der Zungen- und Pulsdiagnostik hin-

Der Chinesische Weg – Akupunktur und mehr

zu. Bei der körperlichen Untersuchung achtet man auf den Zustand der Akupunkturpunkte: Es gibt auf Druck empfindliche Punkte und solche, die an sich schmerzhaft sind. Beide weisen auf ein bestimmtes Krankheitsmuster hin.

Die klassischen Auslöser (Agenzien) einer Krankheit sind in der chinesischen Medizin die äusseren oder klimatischen und die inneren oder emotionalen Agenzien. Diese Auslöser (Agenzien) verhalten sich nach den Gesetzen von Yin und Yang und den Fünf Wandlungsphasen. Krankheiten, die sich in keine der beiden Gruppen einordnen lassen, schreibt man gemischten Ursachen zu (zum Beispiel Traumata, Diätfehler oder schlechter Trainingszustand).

Kehren wir zu den Emotionen als Auslöser von Krankheiten zurück und entnehmen der folgenden Tabelle, dass zum Beispiel Zorn und Ärger eine Fülle (das heisst zu viel yang) bedeuten, die der Leber schaden. Migränepatienten sind oft von grollender Art, die in stiller Wut ihre Schmerzen annehmen. Auch diese yin-Form der Emotion entbehrt der Harmonie, die durch ein gesundes Durchsetzungsvermögen den aufschiessenden Zorn und den stillen Groll unnötig macht.

Organ	*Fülle*	*Harmonie*	*Leere*
Leber	Zorn/Ärger	Durchsetzungsvermögen	Wut/Depression
Herz	Lust/Hektik	Freude	Frustration
Milz	Sorge/Sehnsucht	Vorsorge/Nachdenken	Grübeln
Lunge	Hysterie	Anpassungsfähigkeit	Trauer/Melancholie
Niere	–	Willensstärke	Furcht/Angst

Sprachlich sind die Gefühle im europäischen wie im chinesischen Gebrauch dezentriert, so sprechen wir zum Beispiel von «Wut im Bauch», und so ähnlich ordnet die Chinesische Medizin den Zorn der Leber zu.

Die Organbezogenheit der Gefühle ist reziprok: der Zustand eines Organs beeinflusst die Emotionen und das Gefühl seinerseits kann das Organ beeinflussen. Die Erfassung der Emotionslage eines Patienten mit chronischen Schmerzen ist für die mit Chinesischer Medizin tätige Ärztin wichtig, damit sie dem Kranken helfen kann, eine ausgewogene Gefühlslage anzustreben. Denn die Ausgewogenheit der Gefühle kann dem mit Schmerzen geplagten Patienten helfen, mit seinem Leiden besser umgehen zu lernen.

Die Akupunktursitzungen eignen sich wegen ihrer zeitlichen Verteilung von acht bis zehn Sitzungen im Wochenrhythmus ausserordentlich gut für tiefere Gespräche mit dem Kranken. Im Gespräch wird das Vorgehen beleuchtet, wie die Ausgeglichenheit der Emotionen anzustreben sei. Denn nur Emotionen in harmonischer Ausgeglichenheit lassen gemäss der Vorstellung der Traditionellen Chinesischen Medizin die Energie Qi richtig fliessen. Für eine Behandlung werden ungefähr zwölf Nadeln gestochen, die zwanzig Minuten verbleiben. Nach einer Pause von zwei bis drei Monaten folgen einige Erhaltungssitzungen, die erneute Gespräche ermöglichen.

Nun beschäftigt uns die Frage, ob es eine mögliche westliche Erklärung des chinesischen Therapieansatzes, die Emotionen in Harmonie zu bringen, gibt. Oder anders gefragt: Können ungute Gefühle wie Frustration oder Furcht die Schmerzlinderung behindern, kann Schmerz deprimieren? Machen wir zunächst eine gedanklichen Ausflug in die Aurikulomedizin.

Die Aurikulomedizin und die Gedächtnis-Punkte des Zentralnervensystems

In Europa hat die Aurikulomedizin (anstelle des Begriffs Ohrakupunktur wird auch die lateinische Bezeichnung für die Ohrmuschel = Auriculum verwendet) einen neuen Weg eingeschlagen, weil sie mit der VAS-Puls-kontrollierten Akupunktur arbeiten kann. Der VAS-Puls (man versteht darunter ein Vaskuläres Autonomes Signal, das auch RAC-Puls, für réflexe auriculo-cardiaque stehend, genannt wird) prüft mittels der Pulsdruckwellenveränderung an der Arteria radialis des Patienten die Behandlungsbedürftigkeit der Akupunkturpunkte.

Zu den von neueren Forschungen eingebrachten Gedächtnis-Punkten des Zentralnervensystems sind auch im Bereiche der Ohrakupunktur verschiedene Innovationen zu verzeichnen [5].

Typischerweise sind Schmerzpunkte auf der Somatotopie der Ohrmuschel so genannte «Goldpunkte»; die chinesische Medizin erklärt diese als energetische Schwäche. Ein Schmerzgedächtnispunkt würde einem übererregten Zentralnervensystem-Areal entsprechen und müsste daher mit einer Silbernadel gedämpft werden. Nun hat der akute Schmerz eine biologische Warnfunktion und ist daher sinnvoll. Anders verhält es sich mit dem chronischen Schmerz, der seine biologische Warnfunktion verloren hat und auf Dauer neurochemische und eventuell auch morphologische Spuren im Zentralnervensystem hinterlässt. Der rasanten Entwicklung der bildgebenden Verfahren ist es zu verdanken, dass man dem Gehirn inzwischen beim Denken und Fühlen praktisch zusehen kann. So belegen funktionelle Magnetresonanz-Untersuchungen, dass das von Schmerzen betroffene Areal im Parietallappen, das sich genauer bezeichnet im Homunculus des Gyrus postcentralis befindet, umorganisiert und grösser wird.

Der Chinesische Weg – Akupunktur und mehr 99

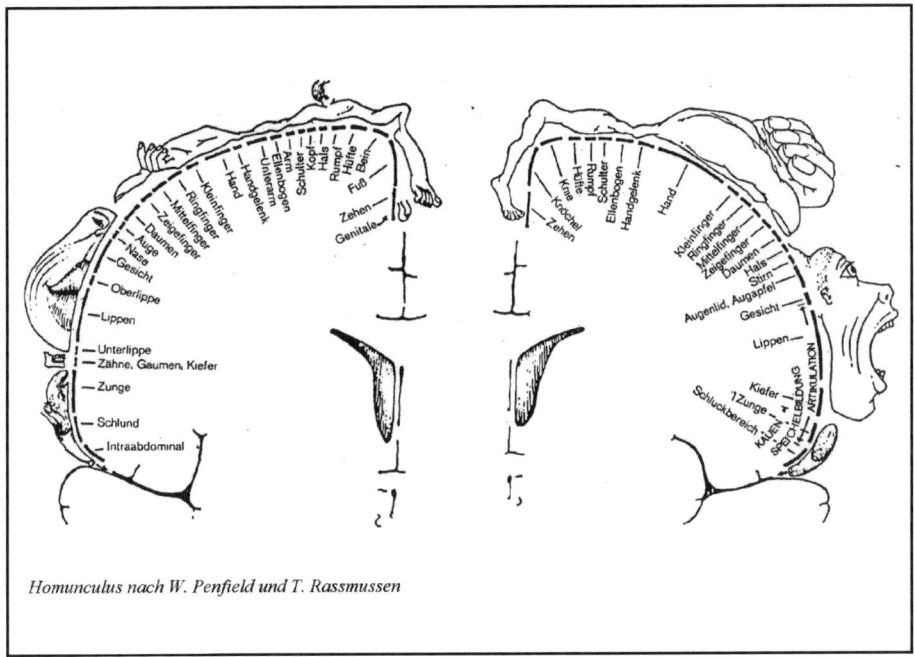

Homunculus nach W. Penfield und T. Rassmussen

Homunculus

Motorischer (gyrus praecentralis) und sensorischer (gyrus postcentralis) Homunculus. Die Grösse der Projektionsfelder entspricht der Anzahl der Rezeptoren.
Penfield und Rasmussen

Werden bestimmte Areale mehr beansprucht, so entstehen mehr Zellen, um dem Problem gerecht zu werden und somit erhöht sich die Stoffwechselaktivität. Forscher vermuten nun, dass der von Schmerzen betroffene Körperteil seine Gedächtnisspur in der Hirnrepräsentanz hinterlässt und so der «erlernte» Schmerz unterhalten wird, auch wenn er am Entstehungsort getilgt ist. Die Löschung dieser Gedächtnisspur ist ein gewichtiges therapeutisches Problem in der Behandlung von chronischen Schmerzen. Keines der heutigen zugelassenen Analgetika ist in der Lage, ein bereits entstandenes Schmerzgedächtnis wieder vollständig zu löschen. Vielleicht liegt die neue Möglichkeit im so genannten Gegenirritationsverfahren, das sensible Nervenfasern therapeutisch erregt, wie das zum Beispiel mit dem transkutanen elektrischen Nervenstimulationsgerät (TENS) geschehen kann. Wärme- und Kälteanwendungen oder eben die Akupunktur wirken möglicherweise ebenfalls als Gegenirritation.

Schmerzgedächtnispunkte liegen auf dem Antitragus der Ohrmuschel, der gemäss der Somatotopie die Reflexzone des limbischen Systems darstellt. Das limbische System ist ein sehr wichtiger Ort für die Funktion des Schmerzgedächtnisses. Aber auch das Ohrmuschelareal für die Repräsentation des Gyrus postcentralis – an der Anwachstelle des Ohrläppchens gelegen – eignet sich zur Behandlung von Schmerzen.

Lang andauernde Schmerzen setzen sich also im Gehirn fest, sie hinterlassen eine Gedächtnisspur, die es zu löschen gilt! Die Traditionelle Chinesische Medizin verbindet bestimmte Emotionen mit Schmerzen, die nicht ausheilen können. Eine Studie, die kürzlich in der Zeitschrift «Science» veröffentlicht worden ist, belegt, dass auch ein sozialer Ausschluss oder eine persönliche Zurückweisung wie ein körperlicher Schmerz wirken können, da sie das identische Gehirnareal aktivieren [6].

Durch zufällige oder vorsätzliche Zurückweisung, in diesem Studiendesign wurden die Probanden aus einer Gruppe ausgeschlossen, wird der vordere cinguläre Cortex (eine bestimmte Region in der Rinde des Grosshirns) aktiviert, wie mittels funktioneller Magnetresonanztomographie (fMRT) belegt wurde. Das identische Areal ist auch bei physischen Schmerzen aktiv. Damit konnte gezeigt werden, dass psychischer und physischer Schmerz an der gleichen Stelle im Gehirn lokalisiert werden.

Wir sprechen von körperlichem Schmerz und von «verletzten» und daher sinngemäss schmerzenden Gefühlen: es scheint, als habe der Volksmund die aktuelle Forschung vorweggenommen!

Die Aurikulomedizin und die Störherde

Eine spezielle Form des Untersuchungsganges der Aurikulomedizin in Kombination mit VAS-Puls-Kontrolle erlaubt das Erkennen und Behandeln von Störherden. Ein so genannter Störherd hat auf den ersten Blick mit dem eigentlichen Krankheitsgeschehen nichts zu tun und wird vom Patienten oftmals wenig oder gar nicht bemerkt. Ein Störherd kann jedoch insofern negativ auf den Körper einwirken, dass dieser eher dazu neigt, krank zu werden. Ober es besteht eine Krankheit, deren Abheilung «behindert» wird, die also auf die üblichen, sorgfältig ausgewählten Therapien nicht anspricht. Zu Störherden können devitale oder eitrige Zähne, chronisch entzündete Kieferhöhlen, akut oder chronisch entzündete Mandeln, alle sonstigen länger andauernden Entzündungen, wie auch eine falsche bakterielle Besiedlung des Darmes gezählt werden. Ausserdem kann jede Narbe zum Störherd werden, zum Beispiel, wenn sie den Energiefluss eines Akupunkturmeridians stört. Auch das Material von Zahnfüllungen sowie verschiedene Schadstoffe können sich zu einem Störherd entwickeln. In wie weit der Elektrosmog als Störherd betrachtet werden muss, ist noch nicht geklärt. Die Aurikulomedizin macht es möglich: Ob und welche Narbe oder welche chronische Entzündung zu einem Störherd geworden sind, kann mit ihrer Hilfe ermittelt werden.

Eine Störherdabklärung ist aus diesen Gründen bei einer chronischen Krankheit, wie einem lange andauernden Schmerz, absolut indiziert.

Schlussbemerkungen

Traditionelle Chinesische Medizin und Schulmedizin unterscheiden sich insofern fundamental voneinander, dass die Schulmedizin auf naturwissenschaftlichen und die Traditionelle Chinesische Medizin auf philosophischen Grundfesten stehen.

Die Schulmedizin lehrt uns wissenschaftlich nützliche, neurophysiologische Grundlagen der Akupunktur, jedoch die mit westlichen Methoden durchgeführten verblindeten klinischen Akupunktur-Studien waren bisher nur mässig aufschlussreich, und das wegen der Unmöglichkeit der Unkenntlichmachung für Arzt und Proband, ob eine Verum- oder Placebobehandlung stattgefunden hat. Das könnte sich mit dem neuen Laserneedle®-Gerät ändern, das klinische, doppelblinde Studien erlaubt, die dem Goldstandard der Schulmedizin entsprechen! Denn mehr Evidenz für die bisher vom Arzt bei vielen Patienten erlebte Linderung von chronischen Schmerzen (also eine auf Fallbeschreibungen beruhende Forschung, und daher eine nicht wissenschaftlich klinisch getestete Wirkung der Akupunktur), kann die Anerkennung der Akupunktur vorantreiben.

Die Traditionelle Chinesische Medizin verbindet – wie wir gesehen haben – das Symptom (also zum Beispiel Schmerzen) mit einem inneren Auslöser (der Emotion). Gemäss dem Nachschlagewerk «Duden» ist Schmerz eine quälende körperliche und/oder seelische Empfindung. Neuere Forschung weist nun darauf hin, dass psychischer und physischer Schmerz am gleichen Ort im Hirn verarbeitet werden.

Wenn wir uns fragen, ob Akupunkturärzte etwas gegen chronische Schmerzen anzubieten haben, für die es bisher kein gutes Therapiekonzept gab, so zum

Beispiel die Fibromyalgie, eine Krankheit, die sich in den letzten Jahren ungemein ausgebreitet hat und vielen Therapieansätzen trotzt, müssen wir uns auf neue Therapiekonzepte einlassen.

Die Umsetzung des dualen Konzepts von Körper und Seele kann einen möglichen Therapieweg aufzeigen. So verwendet die Traditionelle Chinesische Medizin einerseits die Gedächtnis-Punkte des Zentralnervensystems, indem sie versucht, die Gedächtnisspur in ihrer Hirnrepräsentanz zu löschen. Andererseits stellt sie die Ausgewogenheit der Gefühle wieder her und tilgt damit die inneren oder emotionalen Auslöser eines Schmerzes.

Literaturhinweise

[1] Stux G., Stiller N., Pomeranz B.: *Akupunktur, Lehrbuch und Atlas*, Fünfte Auflage, Springer, Berlin, Heidelberg, New York 1999.
[2] White P.: *The «placebo»needle, is it a valid and convincing control for use in acupuncture trials? - a randomised, single blind, cross-over pilote trial*. University of Southhampton, UK 2003.
[3] Litscher G.: *Laserneedle®-Akupunktur auf dem Prüfstand der Wissenschaft. Wissenschaftlich-theoretische Grundlagenuntersuchungen zu einer neuen, schmerzfreien Akupunkturstimulationsmethode*. Schweiz.Zschr.GanzheitsMedizin 2003,15(5):253–259.
[4] Ausfeld B.: *Traditionelle Chinesische Medizin für Gesunde?* In: Heusser P. (Hrsg) Gesundheitsförderung – Eine neue Zeitforderung. Lang, Bern 2002.
[5] Strittmatter B., Strittmatter M.: *Ohrakupunktur und Schmerzgedächtnis – eine neue Therapiemöglichkeit* Schmerz & Akupunktur 1/2003. MED.KOMM. Gesellschaft für medizinische Kommunikation mbH, München.
[6] Eisenberger N., Lieberman M., Kipling D.: *Does Rejection Hurt? An fMRI Study of Social Exclusion*, Science 302, 290–292 (2003).

André Thurneysen

Was heisst für den Homöopathen chronischer Schmerz?

Einleitung

Zum besseren Verständnis der homöopathisch geprägten Auseinandersetzung mit dem chronischen Schmerz ist es notwendig, einige Begriffe zu klären und zu definieren.

1) Unter dem Begriff Homöopathie ist die Klassische Homöopathie nach Samuel Hahnemann (1755–1843) zu verstehen, welche mit individuell ausgesuchten Einzelmitteln arbeitet. Dabei wird die Gesamtheit der Symptome eines Patienten berücksichtigt, mit anderen Worten, es gibt kein homöopathisches Mittel für den chronischen Schmerz, sondern bestenfalls ein homöopathisches Mittel für einen Patienten mit chronischen Schmerzen.

2) Aus homöopathischer Sicht lässt sich Gesundheit am besten definieren als die Fähigkeit des lebenden Organismus, sich dank der Lebenskraft respektive der Selbstheilungskräfte in einem mehr oder weniger beschwerdefreien Gleichgewicht zu halten, dessen Bandbreite allerdings individuell sehr variabel sein kann und von vielen persönlichen, aber auch gesellschaftlichen und kulturellen Faktoren abhängen kann (siehe auch Beitrag Fischer-Homberger). Dieses Sich-halten-können in einer beschwerdefreien Bandbreite ist eine aktive Leistung des Organismus, welche dauernd erbracht wird/erbracht werden muss, und diese Fähigkeit wiederum ist abhängig einerseits von der erwähnten Bandbreite und andererseits von der verfügbaren Lebens- und Regulationskraft des betreffenden Organismus.

3) Wenn nun ein Mensch aus inneren/äusseren Gründen dieses gesunde Gleichgewicht nicht mehr halten kann, also an die Limiten seiner Bandbreite stösst, oder aus seiner Homöodynamik gekippt wird, dann teilt ihm dies der Organismus mit. Die Störung wird spürbar, die Befindlichkeit verändert sich, es entwickeln sich Symptome, oder besser, Symptome werden produziert. Dazu dienen insbesondere auch Schmerzsymptome und Schmerzempfindungen.

4) Symptome und damit auch Schmerzen sind also eine Mitteilung des Organismus, unser Organismus spricht mit uns. Wir wollen nun versuchen, diese Sprache, diese Schmerzsprache, aus homöopathischer Sicht zu verstehen.

Dabei ist es durchaus sinnvoll, zwischen akutem und chronischem Schmerz zu unterscheiden – oder um im sprachlichen Mitteilungsbereich zu bleiben – zwischen kurzem Aufschrei und lang dauerndem Jammern und Wehklagen zu unterscheiden. Der vorliegende Aufsatz wird sich mit Letzterem beschäftigen.

Homöopathisches Vorgehen

I KRANKHEIT
Was liegt vor?
Was kann verändert werden?

II SYMPTOME
Ausdruck der Unfähigkeit
Harmonie zu halten

III PERSON
Biographie
Individualität
Modalitäten

Am Anfang jeder homöopathischen Behandlung steht die sogenannte homöopathische Fallaufnahme, welche insbesondere in chronischen Situationen aufwändig und langwierig sein kann. Sie setzt sich zusammen aus der herkömmlichen Anamnese, einem sorgfältigen klinischen Status sowie der Analyse der dokumentierbaren Befunde (Labor, Röntgen, EKG) zur Erfassung der materiell fassbaren und erklärbaren Tatsachen («hard data»). Bis hierher ist die Vorgehensweise für Patienten, herkömmlich-naturwissenschaftlich vorgehenden Mediziner und Homöopathen gleich. Daran schliesst sich nun die spezifische homöopathische Erfassung der betroffenen Person mit all ihren Eigenheiten, Modalitäten, Gefühlen, Empfindungen, Erlebnissen, Konflikten (und Umgang damit) usw. an («soft data»), weil es für uns Homöopathen fundamental wichtig ist, soviel wie möglich über die funktional-dynamische Einmaligkeit dieses Patienten zu erfahren. Natürlich gibt es chronische Schmerzmanifestationen, die eindeutig und ohne Zweifel ursächlich und meist materiell erklärbar sind (wie zum Beispiel eine Nervenkompression durch eine Diskushernie oder einen Knochenschmerz durch eine Fraktur oder Metastase) und auch einer entsprechend mechanisch reparativen und möglichen Therapie zugeführt werden können. Dies ist homöopathisch in der Regel wenig bedeutsam, obschon auch auf dieser Stufe die Variabilität der Schmerzempfindung durch weitere Faktoren wie Wärme, Kälte, Tageszeit, Wetter, Druck, Bewegung usw. den erklärbaren Boden verlassen und damit zum homöopathisch verwertbaren Symptom und/oder Information über die betroffene Person werden kann (Abhängigkeit des Schmerzes von der Mondphase oder bei äusserlich-materiell vergleichbaren Situationen einmal Besserung durch Eisbeutel, beim anderen Patienten durch eine warme Bettflasche).

Wenn wir es nun mit einer chronischen Schmerzempfindung ohne direkt eruierbare Ursache zu tun haben, wie zum Beispiel eine Fibromyalgie (chronisches «Weichteilrheuma») oder gewisse Migräneformen, dann ist eine solche chronische Schmerzmanifestation auch ein Symptom an sich und damit Ausdruck eines chronischen Leidens oder einer chronisch gestörten Befindlichkeit ausserhalb der gesunden Bandbreite. Diese chronische Schmerzmanifestation entspricht einer chronischen Regulationsstörung des betroffenen Organismus oder Menschen, oder anders ausgedrückt einer verhinderten Wandlung einer blockierten Entwicklung und unmöglichen Rückregulation.

Strategiestufen des Organismus

Stufe I   Irritation,
Elimination,
Ausleitung

Stufe II   Kontrolle, Abwehr,
Abschottung, Flucht

Stufe III   Zerstörung,
Vernichtung

Da wir davon ausgehen können, dass der Organismus immer die noch bestmögliche Situation wählt respektive aufrechterhält, sehen wir anhand der hier den Menschen eigenen Strategiestufen, dass der chronische Schmerz zur Stufe II (evtl. III) gehört, da in Stufe I noch die Wandlung respektive Eliminierung der Störungsursache möglich ist nach der auslösenden, anfälligkeitsbedingten Verletzung/Störung. Dies kann durch Durchfall oder einen Wutausbruch geschehen.

Nehmen wir das Beispiel einer Fraktur. Durch die mechanische Einwirkung auf den Knochen und die daraus resultierende Diskontinuität befinden wir uns in Stufe III. Durch geeignete Massnahmen (Gips/Operation) kann diese Störung rasch in Stufe II zurückgeführt werden, es bleiben ein Bluterguss, eine Schwellung, ein Dauerschmerz und der Beginn der Reparation durch die Kallusbildung, alles Manifestationen und Symptome, die der Stufe II zuzuordnen sind. Der Organismus wurde von aussen (Orthopädie) von III zu II zurückgeführt, verweilt eine bestimmte Zeit notwendigerweise (als gewählte Strategie) auf dieser Stufe, bis die Verhältnisse wieder normalisiert sind, das heisst die Schwellung und der Schmerz zur Immobilisierung und der Kallus zur Fixierung nicht mehr notwendig sind. Wir landen schliesslich in Stufe I, die Schwellung und der Bluterguss und der Kallus (vor allem bei Kindern mit dem Wachstum) werden zurückgebildet und meist wird eine relative Beschwerdefreiheit wieder erreicht. Gewisse Patienten behalten allerdings eine Empfindlichkeit der ehemaligen Frakturstelle zum Beispiel bei Wetterwechsel, was einerseits die gespeicherte Erinnerung an die Verletzung, andererseits eine persönliche Modalität des Patienten/ der Person darstellt. Aber das dynamische gesunde Gleichgewicht ist wieder erreicht. Andere Patienten allerdings behalten trotz örtlich-mechanischer Heilung eben nicht nur die Erinnerung an die Fraktur mit ihrer von den persönlichen Modalitäten geprägten Empfindlichkeit, sondern einen chronischen Schmerz im Bereiche der ehemaligen Frakturstelle, welcher unter Umständen belastungsabhängig, oft aber ohne ersichtlichen äusseren oder auch inneren Grund weiter besteht. In einem solchen Fall hat also die strategische Rückführung von III zu I nicht regulär stattfinden können, sondern es bleibt eine Dissoziation der Empfindung, welche der Stufe III zuzuschreiben ist, da die Störung unverhältnismässig, unlogisch, primär nicht nachvollziehbar ist, obschon die Fraktur lokal mittlerweile wieder gemäss Stufe I sich rückgebildet hat. Die zentrale Steuerung/Wahrnehmung ist auf Stufe III geblieben, der Schmerz hat sich verselbständigt, es ist (siehe Beitrag Ausfeld) ein Schmerzgedächtnis entstanden, das vermeintlich grundlos aufrecht erhalten wird. Deshalb werden wir Homöopathen bei der Fallaufnahme beim Patienten mit chronischen Schmerzen zwei Themen besonders ins Auge fassen, vertiefen und bis zur möglichen Klärung verfolgen, nämlich die Qualität und Modalitäten des gegenwärtigen bestehenden Schmerzes einerseits, den Zeitpunkt, die Emotionalität, die initiale Qualität und wenn möglich einen ursächlichen biografischen Zusammenhang zu Beginn der Schmerzentwicklung andererseits. Dies wird den Patienten veranlassen, unter Umständen auch zwingen, seine Empfindungen in Worte zu fassen, das heisst wir Homöopathen erwarten und benötigen auch eine möglichst präzise, detaillierte Schilderung der

Wahrnehmung des Patienten, bis ohne Wenn und Aber keine Unklarheit über die Art und Weise, den Beginn, die Entwicklung und die Modalitäten der betreffenden Schmerzempfindung(en) mehr besteht. Dies liest sich einfach und schön, bleibt aber oft ein theoretischer Wunsch, weil erstens die Patienten häufig, zumindest anfänglich, nicht fähig und gewohnt sind, ihre Wahrnehmung zu verbalisieren. Des Weiteren kann ein solcher chronischer Schmerz die Bedeutung eines Wehklagens haben für ein Leiden, das ein Patient eben nicht verbalisieren kann, weshalb die entsprechende Mitteilung unbewusst, indirekt und körperlich veranlasst wird, mit anderen Worten der Patient schützt sich durch die körperliche Auslagerung seines Leidens vor einer seelischen und/oder bewussten Leidenssituation respektive deren Erinnerung daran. Dazu kann der Aufhänger einer mit dem eigentlichen Leiden nicht verbundenen Fraktur einen hilfreichen, aber auch durchaus irreführenden Hilfs-oder Umweg darstellen, wie die Erfahrung leider häufig zeigt.

Nach Abschluss der Fallaufnahme haben wir somit eine Fülle von Informationen über den betroffenen Patienten, einerseits spezifisch bezüglich seiner Schmerzsituation und -empfindungen, andererseits aber über die Gesamtheit seiner wahrnehmbaren und feststellbaren Eigenschaften und Eigenheiten in allen seinen Lebensbereichen. Diese Gesamtheit der Informationen gilt es nun zu ordnen und zu verwerten, was wie bei einem Puzzle zur Erstellung eines Bildes führen sollte. Dieses Bild wird nun mit den bekannten Arzneimittelbildern verglichen, worauf dann das Ähnlichste gefunden und gewählt wird und schliesslich dem Patienten in der geeigneten Form abgegeben wird.

Schmerzanalyse

Ich möchte anhand von einigen Fallbeispielen verschiedene Schmerzformen und Schmerzmöglichkeiten aus dem praktischen homöopathischen Blickwinkel illustrieren. Da es sich beim Schmerz und insbesondere auch beim chronischen Schmerz immer um eine individuelle Mitteilung handelt, ist es klar, dass chronischer Schmerz nicht gleich chronischer Schmerz ist, das heisst, dass es soviele chronische Schmerzformen gibt, wie es Menschen mit chronischen Schmerzen gibt. Auf der einen Seite sind wir konfrontiert mit den bereits besprochenen persönlichen Modalitäten wie Temperaturempfindlichkeit, Abhängigkeit von Tageszeiten, Jahreszeiten, Mondphasen, usw., aber auf der anderen Seite interessieren uns auch die möglichen Auslösungsfaktoren wie Schreck, Trauma, Kummer, Beleidigungen und persönliche Verletzungen (wie zum Beispiel eine Kündigung), Trauer, Verlust des Selbstwertgefühls, Scheidung, Liebesschmerz, Verlust einer geliebten Person usw. Zudem sind die Umstände des Wann, Wo, Wie bei der Schmerzentstehung sehr wichtig. Schliesslich ist die Qualität des Schmerzes bedeutsam, das heisst ob es sich um einen brennenden, bohrenden, stechenden, drückenden, hämmernden, einschiessenden, dumpfen, tiefen, oberflächlichen, punktförmigen, breitflächigen, ausstrahlenden, pulsierenden, schneidenden, wunden, zuckenden, ziehenden, wehen, krampfartigen, usw., Schmerz handelt. Ist es ein Dauerschmerz, ein wechselhafter Schmerz in zeitlichem Ablauf, welcher kommt und geht, hat er einen Rhythmus (Sekunden bis z. B. Menses- oder Jahreszeit), wechselt er die Lokalisation nach einem erfassbaren Schema oder nicht, usw.? Alle diese möglichst präzis erfassbaren und formulierbaren Eigenheiten können ein wertvoller Hinweis auf ein Arzneimittel sein (immer zusammen mit den übrigen Symptomen und Details). Solange eine Modalität oder Variabilität erfassbar und wahrnehmbar ist, können wir davon ausgehen, dass der betreffende Organismus in seiner Lebenskraft ein Potential zur Regulation hat, da er seine Botschaft noch mit einer gewissen Differenzierung mitteilen kann. Diese individuelle Charakteristik eines chronischen Schmerzes ist nie ohne Grund und lässt daher Rückschlüsse zu auf die Gesamtsituation eines betroffenen Patienten. Allerdings muss nachdrücklich vor voreiligen Spekulationen gewarnt werden. Je weniger Variabilität in der Mitteilung feststellbar bleibt, desto weniger Regulationspotential besteht noch bis hin zur Regulationsblockade oder Regulationsstarre, das heisst es findet sich ein unmodulierter, unbeeinflussbarer Dauerschmerz ohne individuelle Charakteristika, was auch wieder verschiedene Gründe haben kann (siehe Beiträge Fischer und Barop).

Beispiele

Fallbeispiel 1

Eine 1950 geborene Frau wurde mir 1994 zur komplementärmedizinischen Beurteilung und Therapie von chronischen Rückenschmerzen zugewiesen, welche sich seit ca. zehn Jahren im Anschluss an einen überlebten Flugzeugabsturz entwickelt hatten. Die Untersuchung der Patientin erwies sich als schwierig, da sie sehr berührungsempfindlich war und zudem nicht genau angeben konnte, wo der Schmerz genau sass. Sie beschrieb ein allgemeines Zerschlagenheitsgefühl, welches im Liegen und durch Bewegung verstärkt wurde. Ich fand ein blockiertes ISG (Iliosakralgelenk) rechts, welches ich manuell löste und gab ihr, der Schmerzqualität und -ursache entsprechend eine hohe Potenz Arnika (MK). Die Patientin wurde in kurzer Zeit praktisch beschwerdefrei und brauchte keine weiteren Behandlungen mehr. Bemerkenswert war, dass sie während zwei Wochen viel und grundlos weinen musste.

Kommentar: Die mechanische Blockierung des Beckens, die damit verbundene Dysfunktion der Gesamthaltung und deren dauernde Kompensationsanstrengung liessen der Patientin nicht mehr genügend Kraft, eine weitere Veränderung und Verarbeitung ihres Unfalles zu Ende zu führen. Durch die Lösung der Blockade führte ich die Patientin aus Stufe III (Dysfunktion) in Stufe II (muskuläre Überreaktion) zurück, worauf Arnika die Arbeit vollenden konnte und mittels emotionaler Ausleitung (Weinen) die Störung über Stufe I zur Heilung brachte.

Fallbeispiel 2

Eine 1934 geborene Iranerin, 1995 zu Besuch in der Schweiz bei der Familie ihres Sohnes, der in meiner Behandlung stand, wird mir von ihm vorgestellt wegen seit Jahren bestehenden, vom Nacken in den Kopf hinaufziehenden elektrisierenden Kopfschmerzen. Diese Situation eskaliert jeweils nach Mitternacht mit allgemeinem Unwohlsein, Übelkeit, Herzklopfen, Schweissausbrüchen, Angstzuständen, bis die ganze Körpervorderseite schmerzend wie unter Strom steckt. Die weitere Befragung ergab, dass die Störung 1989 begonnen hatte, als die Iraker im Krieg gegen Iran ihre nächtlichen Bombenangriffe auf Teheran starteten. Nach einer Dosis Aconitum (MK) erlebte die Patientin zwei Nächte eine starke Erstverschlimmerung, worauf die Störung verschwand. Seither ist die Frau diesbezüglich beschwerdefrei (2003).

Kommentar: Die Auslösung der Störung waren der Schock und die Todesangst durch die Bombardierungen, welche weiterhin im Körper der Patientin steckten und sich als typische Aconit-Symptome äusserten. Die Erstverschlimmerung der bestehenden Symptome bestätigte die Wahl des Arzneimittels Aconitum, welches der Patientin ermöglichte, ihr gesundes Gleichgewicht wieder einzustellen, das heisst die nicht mehr vorhandene Bedrohung abzulegen.

Fallbeispiel 3

Eine 1970 geborene junge Frau leidet seit ihrem elften Lebensjahr 1981 an einer chronischen juvenilen Polyarthritis. Sie nimmt seit Jahren starke Medikamente (Cortison, Entzündungshemmer, Schmerzmittel) und sucht mich 2001 auf mit der Frage nach einer komplementärmedizinischen Beeinflussungsmöglichkeit. Auffällig sind eine extreme Unruhe gepaart mit massiver (beruflicher) Aktivität einerseits, andererseits eine immer am Dienstag Nachmittag auftretende Schubaktivität ihrer Krankheit mit Fieber und schmerzhaften Gelenkschwellungen (Finger, Ellbogen, Knie). Das gewählte Arzneimittel Arsenicum album führte zu einer leichten allgemeinen Beruhigung der Patientin verbunden mit einer einmaligen Schubaktivität ihrer Krankheit, worauf die Intervalle deutlich seltener und unregelmässiger wurden. Trotz Fortsetzung der Mittelgabe hat sich der Zustand auf diesem Niveau stabilisiert.

Kommentar: Das Arzneimittel hat die Patientin erreicht und den Zustand spürbar, aber unvollständig verbessert. Die allein lebende Patientin hat eine intensive Weiterbildung angefangen und durch ihr Muster, sich über die Arbeit zu definieren und zu bestätigen, ist sie gegenwärtig nicht bereit und nicht in der Lage, ihre Entwicklung weiterzuführen respektive führen zu lassen.

Wenn wir in einer chronischen verfahrenen blockierten Situation ein gutes, stimmiges Mittel finden (Simillimum), dann wird oder sollte dieses Mittel zumindest kurz das System anritzen, das heisst eine spürbare Reaktion verursachen, welche mitunter aber recht diskret sein kann, da sie von der Reaktionskraft und -potential des Patienten abhängt. Falls der Patient dies wahrnimmt, und bei länger betreuten und damit mit der homöopathischen Betrachtungsweise und Wahrnehmungsart vertrauten Patienten kann man dies erwarten, dann hängt es weiter davon ab, ob der Patient mir dies dann auch mitteilt. Wenn ihm nämlich die Veränderung Angst macht, wird er sie entweder nicht wahrnehmen, bagatellisieren oder nicht weiter mitteilen. Dann bleibt alles beim Alten, da die Angst vor der Wandlung den benötigten Mut zur Veränderung besiegen wird. Falls der Patient mir diese kleine Veränderung als Wahrnehmung mitteilen kann, hängt es davon ab, ob ich diese als solche auch erkenne und entsprechend werten kann, das heisst in Beziehung zum bisher protokollierten Geschehen und Arzneimittelbild setzen kann. Dies ist leider auch nicht immer der Fall und dann dümpeln solche Zustände vor sich hin, bis der betroffene Organismus einen neuen Anlauf unternehmen kann, ein homöopathisch verwertbares Symptom zu produzieren, das uns dann Anlass zu einer besseren oder wiederholten Verschreibung geben kann.

Fallbeispiel 4

Ein 1958 geborener Kosovo-Albaner, der seit 1980 in der Schweiz lebt, wird mir von seinem Hausarzt zur weiteren komplementärmedizinischen Beurteilung und Behandlung zugewiesen, weil er an therapieresistenten invalidisierenden, v.a. nächtlichen Rückenschmerzen leidet. Er ist ein williger, differenzierter Mann mit Hochschulabschluss, der in der Schweiz keine entsprechende Arbeit fand. Er ist mit einer Schweizer Lehrerin verheiratet, eingebürgert und verrichtete Gelegenheitsarbeiten, damit er seiner Familie Geld nach Hause schicken konnte, zuletzt als Magaziner in einem Materiallager, wo er körperlich angestrengt zum Einsatz kam. Bisherige konventionelle Therapien waren ergebnislos, gezielte Manualtherapie und einige ausgewählte homöopathische Arzneien vermochten nichts zu verändern. Zuletzt gab ich ihm ein miasmatisches Mittel für die Stufe III, in der er blockiert war. Nach einem Weihnachts-Urlaub daheim meldete er sich wieder mit neuen brennenden Schmerzen beim Wasserlösen, gefolgt von einem klaren Ausfluss aus der Harnröhre. Die spezifische Diagnostik schloss eine Urogenitalinfektion aus. Das so indizierte Arzneimittel Natrium muriaticum beseitigte sofort die Miktionsbeschwerden und brachte die jahrelangen Rückenschmerzen zum Verschwinden. Der Patient trennte sich von seiner Frau, suchte und fand neue Arbeit und hat sich im Leben neu positionieren können.

Kommentar: Rückblickend lässt sich die Situation des Patienten als eine für ihn demütigende, soziokulturelle Unterdrückung interpretieren, die ihre Unerträglichkeit in einer unspezifischen, aber logischerweise therapieresistenten Rückensymptomatik manifestierte. Erst als der Patient anlässlich/durch den Weihnachtsurlaub sein individuelles Selbstwertgefühl wieder zu spüren vermochte, konnte sein Organismus homöopathisch verwertbare Symptome entwickeln, die zur Verschreibung des indizierten Arzneimittels führten, so dass die nötige biographische Veränderung möglich wurde.

Wir sehen also, dass sehr vieles von sehr vielem abhängt und dies auch immer wieder Schwankungen unterworfen ist. Das Problem des chronischen Schmerzes aus homöopathischer Sicht kann nicht in einen Raster gepackt werden, sondern bleibt immer ein völlig individuelles Geschehen.

Peter Heusser

Über die Leib-Seele-Interaktion beim Schmerz

Das heutige Verständnis von Schmerz ist immer noch geprägt von der Gesinnung, die der Physiologe Du Bois-Reymond 1842 in einem Brief an einen Freund zum Ausdruck gebracht hat:

> Brücke seinerseits schreibt eine Dissertation, in welcher zuerst der Versuch gemacht ist, [...] alle vegetativen Vorgänge der organischen Körper auf physikalischem Wege zu erklären. [...] Brücke und ich wir haben uns verschworen, die Wahrheit geltend zu machen, dass im Organismus keine anderen Kräfte wirksam sind, als die gemeinen physikalisch-chemischen; dass, wo diese bislang nicht zur Erklärung ausreichen, mittels der physikalisch-mathematischen Methode entweder nach ihrer Art und Weise der Wirksamkeit im konkreten Fall gesucht werden muss, oder dass neue Kräfte angenommen werden müssen, welche, von gleicher Dignität mit den physikalisch-chemischen, der Materie inhärent, stets auf nur abstossende oder anziehende Componenten zurückzuführen sind [1].

Das heisst konkret, dass alles, was im menschlichen Organismus vorgeht, auf chemisch-physikalische Kräfte und Gesetze zurückgeführt werden soll. Da gibt es keinen Platz für eine selbständige Seele, die Schmerz und Freude erleben kann, keinen Geist, der denken kann, kein Leben, das von der Seele des Körpers noch unterschieden werden kann. Im Sinne von Du Bois-Reymond können alle höheren Eigenschaften des Menschen ursächlich auf die Wechselwirkung von Molekülen zurückgeführt werden, so das Denken auf elektrophysiologische Vorgänge des Gehirns, und so eben auch der Schmerz auf ganze bestimmte Abläufe im peripheren und zentralen Nervensystem.

Selbstverständlich ist nicht zu bezweifeln, dass solche elektrophysiologischen Prozesse bei der Schmerzempfindung ablaufen. Bei einer Schädigung der Hand z. B. werden die frei im Gewebe liegenden Endigungen der Schmerzfasern, die so genannten Nozizeptoren, gereizt, worauf von ihnen aus ein bioelektrisches Signal als so genanntes Aktionspotential entlang der Schmerzfaser fortgepflanzt wird, über die Hinterwurzel ins Rückenmark eintritt, dann durch die Vermittlung von Neurotransmittern auf weitere Nervenzellen umgeschaltet und von da aus via Tractus Spinothalamicus zum Thalamus weitergeleitet wird, um von da aus nach nochmaliger Umschaltung in die Gehirnrinde hinauf zu strahlen. Und erst wenn der Nervenimpuls hier angelangt ist, kann die Schmerzempfindung überhaupt bewusst werden. Bei einer Verletzung der Hand zum Beispiel ist das Schmerzerlebnis der lädierten Stelle zuerst scharf, umschrieben, später eher dumpf und ausgebreiteter. Das Erste kommt durch die Vermittlung der A-Delta-Fasern, das Zweite durch die C-Fasern zustande. Durch verschiedene Einflüsse aus höheren Bereichen des Nervensystems können allerdings die aufsteigenden Nervenimpulse modifiziert werden, so dass Schmerzen stärker oder schwächer empfunden werden können.[1]

Die Tatsache, dass der Schmerz erst *bewusst* wird, wenn der Nervenimpuls die Hirnrinde erreicht, hat zur Auffassung geführt, der Schmerz *entstehe* überhaupt erst im Gehirn, *das Gehirn* «interpretiere» die ankommenden Impulse «als Schmerz». Dieser existiere als solcher gar nicht, oder jedenfalls nicht dort, wo der Schmerz tatsächlich empfunden wird, nämlich nach unserem Beispiel an der Hand, sondern werde vom Gehirn dorthin «projiziert». Und gleich wie der Schmerz werden auch alle anderen Bewusstseinsphänomene *ursächlich* aus dem Gehirn erklärt (John Searle: «The brain causes consciousness»). Eine eigenständige Seele, die Trägerin des Bewusstseins sein könnte und den Schmerz empfindet, hat im naturwissenschaftlichen Weltbild im Anschluss an Du Bois-Reymond keinen Platz.

Ist diese eingeschränkte, reduktionistische Auffassung, d.h. die ursächliche Rückführung von Bewusstsein und Schmerz auf molekularbiologische und elektrophysiologische Gehirnprozesse erkenntniswissenschaftlich gerechtfertigt? Ich bezweifle das, und ich möchte meine Sicht im Folgenden begründen.

Machen wir das folgende Experiment. Kneifen wir mit den Nägeln der rechten Hand ganz kräftig die Haut des linken Handrückens, schliessen wir dabei die Augen und achten wir genau auf das, was dabei auftritt. Man achte dabei genau auf die *Art*, *Qualität* bzw. auf das *Wie* dieses Erlebnisses: Obwohl man es *physisch-räumlich* am Handrücken lokalisiert empfindet, so hat es doch den Charakter eines gefühlsartigen *Innenerlebnisses* und ist in diesem Sinne ein *psychisches Phänomen*.[1]

Wenn wir allerdings untersuchen, was im Einzelnen im Körper bei diesem Schmerzerlebnis vorgeht, so kommen wir zur Beschreibung all der Prozesse von der Schmerzfaser bis hinauf zum Zentralnervensystem. Aber jedes einzelne der Glieder dieser neurologischen Prozesskaskade kann nur durch *Aussenerlebnisse* konstatiert werden, d.h. als *physische Phänomene*, sei es direkt sichtbar gemacht

---

1 «Schmerz ist ein unangenehmes Sinnes- und Gefühlserlebnis, das mit aktueller oder potenzieller Gewebeschädigung verknüpft ist oder mit Begriffen einer solchen Schädigung beschrieben wird.» International Association for the Study of Pain IASP 1979.

im Mikroskop als Nervenfaser, sei es durch elektrische Ableitung oder biochemischen Nachweis von Transmittern usw. Neurophysiologie und Neuropsychologie haben in den letzten zwei Dekaden mit aller Deutlichkeit gezeigt, dass psychischen Phänomenen wie Schmerz stets entsprechende physische Prozesse im Nervensystem parallel gehen.

Die physischen und psychischen Vorgänge treten also *parallel* auf, sie sind jedoch *nicht identisch*. Die genaue Beobachtung zeigt, dass diese beiden Erlebnisse, der von innen erlebte Schmerz und die bei Schmerz auftretenden, durch Aussen-Beobachtung festzustellende, neurophysiologische Prozesskaskade inhaltlich und qualitativ klar zu unterscheiden sind und auch auf ganz *verschiedenen Beobachtungsfeldern* auftreten: Der Schmerz auf dem Feld *psychischer* und die neurologischen Prozesse auf dem Feld *physischer* Beobachtung. *Und zwischen beiden klafft wahrnehmungsmässig ein Abgrund.* Wir nehmen nicht wahr, wie das physische Phänomen der neurologischen Prozesskaskade in das psychische Phänomen Schmerz übergeht, wie also z.B. der von den Schmerzrezeptoren der Haut ins Gehirn weitergeleitete Nervenimpuls in das Schmerzerlebnis übergeht, sondern man kann durch noch so ausgeklügelte Experimente nur feststellen: *Wenn* durch Kneifen die beschriebenen neurophysiologischen Prozesse ausgelöst werden, *dann* tritt als Innenerlebnis Schmerz auf, und zwar zeitlich gesehen erst dann, wenn die neurologische Erregung im Zentralnervensystem angelangt ist. Aber wie das eine (die zentralnervöse Erregung) in das andere (das bewusste Erlebnis Schmerz) *übergeht*, kann nicht beobachtet werden. Zwischen dem physiologischen und dem psychologischen Phänomen klafft für die Beobachtung tatsächlich ein Abgrund.

Deshalb kann das Physiologische auch nicht einfach als *Ursache* des Psychologischen angegeben werden, also so z.B. wie vergleichsweise das Fortrollen einer Billardkugel, die an eine andere Billardkugel anstösst, als Ursache des Fortrollens dieser zweiten angegeben werden kann. Die Aussage von Gerhard Roth, dass das zeitlich Erste auch das *kausal* Erste darstelle [2], wie das bei physikalischen Verursachungen tatsächlich der Fall ist, ist viel zu einfach gedacht. Wenn ich an einer Ampel stehe und bei Aufleuchten des Signals «Grün» losgehe, um die Strasse zu überqueren, so ist das zeitlich zuerst auftretende «Grün» nicht die «Ursache» des Gehens. Es ist bloss die *Bedingung*, der *Veranlassungsgrund* meines Gehens; und die *Wirkursache* meines Gehens liegt in meiner eigenen Organisation. Vergleichsweise ebenso[2] kann die neurophysiologische Prozesskaskade,

---

2 Das Ampelbeispiel ist hier nur als Gleichnis gebracht, mit ihm soll nicht behauptet werden, dass das Verhältnis von neurologischen zu psychologischen Faktoren ihm direkt analog sei.

insofern sie das Zentralnervensystem erreicht, nur als *Bedingung*, nicht aber als *Ursache* für das Auftreten von Schmerz angegeben werden, und nur *insofern* ist Schmerz vom Nervensystem *abhängig*.

Aber streng genommen ist *nur die Bewusstwerdung* des Schmerzes vom Zentralnervensystem abhängig, nicht aber sein qualitativer Inhalt *als solcher*. Dieser ist ein Phänomen eigener Art, ein *Quale*, das *inhaltlich* nicht aus physiologischen Vorgängen abgeleitet werden kann. Diese treten nur als sein materielles *Korrelat* auf.

Deswegen kann auch nicht in Abrede gestellt werden, dass dem psychischen Phänomen «Schmerz» oder auch anderen psychischen Phänomenen, Empfindungen, Gefühlen usw. kausal eine *eigene*, eben *seelische* Wirkursache zugrunde liegen kann, und dass das Gehirn mit seinen Prozessen nur die materielle Bedingung dazu liefert, das Seelische für das Bewusstsein *zur Erscheinung* zu bringen. Abermals mag ein Vergleich bildhaft veranschaulichen, was gemeint ist: Am Nachthimmel könnte das den Raum durchflutende Sonnenlicht nicht zur Erscheinung kommen, wenn es nicht z. B. von der Mondscheibe aufgefangen und reflektiert würde. Der naive Mensch könnte glauben, dass der Mond das Licht selbst erzeuge, und er könnte das z. B. durch das Argument zu belegen versuchen, dass das Heraussprengen eines Stück Mondes das Verschwinden des entsprechenden Stück Lichtes zur Folge hätte, und dass die Vernichtung des ganzen Mondes auch das nächtliche Lichtphänomen ganz zum Verschwinden bringen würde. Trotzdem ist der Mond nicht die *Ursache*, sondern bloss die *Bedingung* der an ihm auftretenden Lichterscheinung, und nur *insofern* ist das Licht vom Mond *abhängig*. Diese Abhängigkeit geht sogar sehr weit. Jeder Gebirgskrater auf dem Mond gibt dem Phänomen Mondlicht sein ortsgebundenes spezifisches Gepräge, und eine Veränderung der Mondoberfläche an irgendeiner Stelle hätte sofort eine entsprechende Veränderung der Lichterscheinung zur Folge. Stets aber hätte man das Phänomen «Licht» als solches von der dieses Phänomen zur Erscheinung bringenden Mondoberfläche zu unterscheiden. Das eine kann nicht als die Ursache des andern bezeichnet werden.

Vergleichsweise ebenso kann die Abhängigkeit der psychischen Phänomene von ihren neurophysiologischen Korrelaten einerseits vollständig erwiesen werden, und trotzdem kann andererseits nicht in Abrede gestellt werden, dass die seelischen Phänomene ursächlich ihrer eigengesetzlichen, eben im Seelischen urständenden Genese zu verdanken sein könnten.

Das gilt nun insbesondere auch für die Frage der «Lokalisierung» des Schmerzes. Weil der Schmerz erst zur Erscheinung, zum Bewusstsein kommt, wenn die von den Schmerzfasern *der gekniffenen Hand* ausgehende physiologische Prozesskaskade im Zentralnervensystem angekommen ist, glaubt der Nervenphysio-

Über die Leib-Seele-Interaktion beim Schmerz 117

loge, der Schmerz *entstehe* erst im Gehirn und er werde dann sekundär in die Peripherie *projziert*. Aber der Schmerz wird nicht im Gehirn erlebt, sondern *am gekniffenen Handrücken*, und für das Postulat einer *Projektion* fehlt jede empirische Grundlage. Wie soll eine solche Projektion überhaupt zustande kommen? Durch welche psychophysiologischen Prozesse? Die «Projektion» ist eine reine Hypothese, eine Hilfsvorstellung, mir der man glaubt, die Theorie von der zentralen *Verursachung* und *Lokalisation* psychischer Phänomene zu stützen. Aber was ist der wissenschaftliche Wert einer Hypothese, für die kein empirischer Beleg angegeben werden kann?

Wenn man sich streng an das hält, was *empirisch* vorliegt, muss man sagen: Lokalisatorisch wird der Schmerz nicht im Gehirn sondern am *Handrücken* empfunden, aber die Empfindung wird erst *bewusst*, wenn die Propagation des Nervenimpulses das Gehirn erreicht hat. Die Gehirnprozesse dienen also der *Bewusstwerdung* dessen, was *in der Peripherie* lebt und empfunden wird.

Empfunden wird dort aber im Sinnlichen ein Seelisches, eben Schmerz. Da nun das Seelische, wie dargestellt, nicht ursächlich aus dem Gehirn erklärt werden kann, braucht es auch *nicht bloss an das Gehirn* gebunden zu sein, wie noch Eccles und Popper angenommen haben [3]. Wieso denn auch? Das Seelische ist inhaltlich und ursächlich überhaupt nicht aus einem materiellen Korrelat ableitbar, wie wir gesehen haben. Aber das materielle Korrelat des Schmerzes für dessen Erscheinung notwendig. Nun ist dieses physiologisch-materielle Korrelat nicht auf das Zentralnervensystem beschränkt, sondern beginnt schon mit dem geschädigten Handrücken bzw. in den dort vorhandenen Schmerzfasern. Warum soll also nicht die *ganze* Prozesskaskade, von der Haut bis zum Gehirn, Korrelat des entsprechenden Seelischen, also der Schmerz*empfindung* sein? Warum soll das Seelische – als eigenständig kausiertes Agens – nur mit dem Zentrum, nicht aber mit der Peripherie verbunden sein? Die Tatsache der Schmerzempfindung am Handrücken wäre dann allerdings unter der Voraussetzung eines eigenständig Seelischen so zu deuten, dass *nicht nur das Gehirn, sondern auch die Peripherie des menschlichen Organismus beseelt ist*, und dass die Seele ihren Schmerz an der Peripherie empfindet, dort wo die tatsächliche Schädigung stattfindet, dass aber diese *dortige* Empfindung nur dank der Prozessfortleitung bis ins Gehirn *bewusst* gemacht werden kann [4]. Diese Lösung des Leib-Seele-Problems beim Schmerz ist mit allen empirischen Befunden und tatsächlichen Erlebnissen vollständig im Einklang, nicht aber die Theorie der zentral nervösen *Erzeugung* und anschliessenden Projektion des Schmerzes.

Diese unsere These wird noch durch eine andere Überlegung gestützt. Wenn z. B. behauptet wird, dass Gehirn *erzeuge* die Empfindungen, Gefühle und Gedanken, und diese hätten als psychische Phänomene seinsmässig keinen eigenständigen Wert, so dürfte streng genommen auch dem Gehirn bzw. den neurophysiologischen Prozesskaskaden selbst seinsmässig kein eigenständiger Wert zugesprochen werden. Warum diese paradoxe Behauptung? Man mache sich Folgendes klar: Wovon wissen wir denn eigentlich vom Gehirn und seinen Prozessen? Doch zunächst nur durch unmittelbare oder apperativ vermittelte Sinnesempfindungen, wenn wir zunächst von der denkerischen Tätigkeit absehen, durch welche auch das Gesetzmässige des Empfundenen eruiert wird. Der Anatom, Pathologe, Histologe oder Biochemiker muss das Gehirn, die Neuronen, die Schmerzfasern, die Neurotransmitter usw. zunächst ausschliesslich durch entsprechende *Wahrnehmung* zur Kenntnis nehmen, und dazu benützt er seine Sinnesorganisation. Alle diese Wahrnehmungsinhalte werden ihm erst bewusst, wenn die sie vermittelnden Impulse vom Sinnesorgan bis zum Zentralnervensystem gelangt sind. Wenn also der an der Hand erlebte «Schmerz», das dort draussen am Pullover des Gegenübers erlebte «Rot» keinen eigenständigen Wert hat, sondern bloss die «Interpretation» bzw. das «Erzeugnis» meines Gehirns sein soll, dann müssen selbstverständlich auch alle Schmerzfasern, Neuronen, Neurotransmitter usw., also auch alle *physischen Phänomene* «Interpretationen» oder «Erzeugnisse» des Zentralnervensystems sein, also eigentliche *Hirngespinste*.

Damit entfällt aber die Möglichkeit, die Elemente des neurophysiologischen Wahrnehmungsapparates seinsmässig für realer zu halten als das durch seine Vermittlung Wahrgenommene. Und es entfällt auch die Möglichkeit, das *dort draussen* wahrgenommene «Rot» oder *den dort unten in der Hand* erlebte Schmerz ins Zentralnervensystem zu verlegen. Den sonst müsste auch die ganze sensorische Prozesskaskade und das ZNS in ein Nervensystem – als dessen Erzeugnis – verlegt werden, eine absurde, sich selbst aufhebende Vorstellung.

Wenn also das neurophysiologische Korrelat der Wahrnehmung «Rot» oder des Erlebnisses «Schmerz» *real* ist, dann müssen «Rot» und «Schmerz» gleichermassen real sein. Wird das nicht zugegeben, dann kann auch den Schmerzfasern und dem Gehirn keine eigentliche Realität zugesprochen werden. Denn diese Entitäten kommen grundsätzlich auf keine andere Weise zum Bewusstsein als «Rot» und «Schmerz».

Was bedeutet das Ausgeführte nun für das Leib-Seele-Verhältnis bei Schmerz? Körperlicher Schmerz ist eine unangenehme, charakteristische Empfindung der Seele, insofern sich diese mit dem geschädigten Körper oder entsprechenden Körperteilen verbunden empfindet. Körperliche Lust oder Wohlempfindung ist eine angenehme Art, wie Seelisches sich mit dem entsprechenden Körperlichen verbunden fühlt. Schmerz und Lust sind nach dem Ausgeführten Phänomene, die zeigen, dass die Seele des Menschen nicht nur mit dem Gehirn, sondern auch mit dem ganzen Körper verbunden ist, aber auch, dass sie mit diesem nicht identisch ist. Und die neurophysiologisch feststellbare Prozesskaskade hat die Aufgabe, die Empfindungen des mit dem Körperlichen verknüpften Seelischen für das Bewusstsein zu *vermitteln*. Der Körper dient dem Seelischen, er erzeugt es nicht. Und er dient dem Seelischen so, dass dieses seine Funktion über das Gehirn hinaus, sogar über den Körper hinaus erstrecken kann. Denn es wird ihm der Schmerz *dort unten* und das Rot *dort draussen* bewusst. Die Seele ist nicht auf das «Oberstübchen» beschränkt. Ja sie ist als solche überhaupt nichts Räumliches oder Physisches. Aber sie braucht den physischen Körper als notwendige Bedingung, um während des Lebens ihre Aufgaben zu erfüllen. Schmerz ist ein Ausdruck dafür, dass diese Bedingung gestört worden ist.

Literatur

[1] Du Bois-Reymond E. (Hrsg.): Jugendbriefe von Emil Du Bois-Reymond an Eduard Hellmann. Reimer, Berlin 1918, S. 108.
[2] Roth G.: Die Zukunft von Geist und Gehirn. Verhandlungen der Gesellschaft Deutscher Naturforscher und Ärzte 2003, Hirzel, Stuttgart/Leipzig, S. 213–223.
[3] Popper K. R., Eccles J. C.: Das Ich und sein Gehirn. Piper, München 1982.
[4] Steiner R.: Goethe und der naturwissenschaftliche Illusionismus. In: Steiner R.: Einleitungen zu Goethe, Naturwissenschaftliche Schriften. 4. Aufl. Gesamtausgabe, Dornach 1987, S. 252–257.

Frédéric von Orelli

Organisch nicht erklärbare Schmerzen – alles psychisch?

Vorschlag einer erweiterten Schmerzklassifikation aufgrund der praktischen Erfahrung in der Schmerztherapie unter Einbezug komplementärmedizinischer Methoden

Zusammenfassung

Viele vor allem chronische Schmerzzustände ohne strukturelle Erklärung können durch die gängige Klassifikation in nozizeptive, neuropathische und psychogene Schmerzen nicht korrekt eingeteilt werden. Die Erfahrung, dass durch therapeutische Beeinflussung des vegetativen Nervensystems solche Schmerzen oft gebessert oder geheilt werden, legt eine Klassifikation mit vier Schmerztypen nahe. Durch Einbezug der vegetativen Komponente in die Beurteilung und durch Behandlung chronischer Schmerzen mit vegetativ wirkenden Methoden wie die Neuraltherapie werden Verständnis und Therapieerfolge in der Schmerzbehandlung wesentlich erweitert.

Problemstellung

Jeder Therapeut kennt die Patienten, bei denen keine organischen Ursachen für die Schmerzzustände zu finden sind. Auch mit modernsten bildgebenden Verfahren oder laboranalytischen Methoden lassen sich die Gründe z.B. für gewisse Bauch- und Brustschmerzen, Kopfschmerzen, das Quadrantensyndrom, Muskelverspannungen, Gesichts- und Mundschmerzen, aber auch für persistierende Schmerzen nach klinisch abgeheilten Verletzungen und Operationen, häufig nicht befriedigend organisch erklären. Wenn sich auch unter längerer Beobachtung keine organische Krankheit manifestiert und sogar eine Abhängigkeit von Stressfaktoren besteht, nehmen wir gerne an, dass es sich um somatoforme Schmerzen bei psychischen Konflikten handelt und weisen die Patienten einem entsprechend spezialisierten Kollegen zu. Ärzte wie Paul Tournier [1], Arthur Jores [2], G.L. Engel [3], Rolf Adler [4] und andere haben uns in den letzten 50 Jahren gelehrt, wie solchen Patienten eine adäquate Hilfe geboten werden kann. Oft ist der Patient aber beim Vorschlag, einen psychotherapeutischen Versuch zu machen überrascht, ja beleidigt und willigt nur mit Mühe in ein erstes Gespräch ein. Immer öfter kommt es zudem vor, dass der Patient nach einigen Sitzungen beim Psychiater sich wieder meldet und mit einem gewissen Stolz verkündigt, die Schmerzen seien doch nicht «psychisch». Es bleibt uns dann nichts anderes übrig, als eine symptomatische Behandlung, so gut wie es eben geht, einzuleiten. Typischerweise sind dabei die üblichen Schmerzmittel schlecht wirksam oder führen zu übermässig starken Nebenwirkungen – also doch «psychisch»? Das bessere Ansprechen auf Tranquillizer, Antidepressiva, Spasmolytica oder breit wirksame Betablocker scheint uns das zu beweisen.

Oder doch nicht? Gibt es noch eine Kategorie von Schmerzen *nicht nozizeptiven* und *nicht neuropathischen* und dennoch *nicht psychogenen Ursprungs*? Gibt es dafür auch ein Behandlungskonzept mit Erfolgschancen?

Kasuistiken

1. Fall

Die 37-jährige M.B. sucht mich auf wegen gemischten *Kopfschmerzen*, die seit dem frühen Schulalter bestehen. Zuerst selten als Spannungskopfschmerz, dann vor allem mit der Menarche als Migräne ohne Aura bei Menstruationsbeginn, wurden die Kopfschmerzen früher mehrfach abgeklärt und mit verschiedenen der jeweils üblichen Mitteln behandelt. Während der zwei Schwangerschaften weder Spannungskopfschmerz noch Migräneanfälle, dafür nach den Geburten desto stärkere Manifestation vor allem der Spannungskopfschmerzen. Die Migräneanfälle vor der Menstruation reagieren auf Zolmitryptan recht zuverlässig, während wegen der nunmehr täglichen heftigen Spannungskopfschmerzen bis zu 4 g Paracetamol pro Tag verbraucht wird. Absetzversuche in der Annahme von Analgetica-induziertem Kopfschmerz brachten keine Besserung. Die allgemeinklinische und neurologische Untersuchung erbringt keine pathologischen Resultate. Die Verbindung der Migräne mit dem Zyklus legt einen hormonellen Einfluss mit Störung der zerebralen Blutzirkulation über den Sympathicus nahe. Das Auftreten der Kopfschmerzen im Schulalter ohne weitere anamnestischen Erkrankungen lässt an den Zahnwechsel und Infekte der oberen Luftwege wie

Sinusitiden als auslösende Faktoren denken. Nach neuraltherapeutischen Regeln [9] wird deshalb mehrmals einerseits das Ganglion pelvicum mit seinem dichten vegetativen Fasernetz und die Nasennebenhöhlen und Tonsillen mit Procain 1 % behandelt. Innert 8 Wochen (5 Behandlungen) kann die Patientin ihre Analgetica ganz weglassen. Sie hat noch selten leichte Kopfschmerzen. Bei den drei letzten Menstruationen sind keine Migräneanfälle mehr aufgetreten.

2. Fall

Der 50-jährige H.S. erlitt mit 24 einen schweren Motorradunfall bei dem seine rechte Hüfte zertrümmert wurde. Es musste eine Totalprothese eingesetzt werden. Seither leidet der Patient unter sehr heftigen, dauernden *Schmerzen im Narbenbereich*. Nach einigen Jahren wurde die Prothese ausgewechselt ohne dass die Schmerzen beeinflusst wurden. Später wurde in der Annahme einer diskogenen Pathologie eine Diskektomie L5/S1 durchgeführt, was zu zusätzlichen schweren Rückenschmerzen führte, weshalb eine Spondylodese L3 bis S1 erfolgte. Wiederum ohne Erfolg. Der differenzierte Patient machte daraufhin eine langjährige psychoanalytische Behandlung, verschiedene Verhaltenstherapien, Akupunkturbehandlung und alle möglichen medikamentösen Behandlungen durch. Dennoch ist er funktionell auf kleine Spaziergänge unter starken Schmerzen und kurzes Sitzen oder Stehen limitiert und verbringt die meiste Zeit liegend. Klinisch imponiert die Trochantergegend mit ihren atrophen Narben, die zum Teil gefühllos und pergamentdünn über dem Knochen liegen. Es besteht eine chronische Bursitis distal des Trochanters. Die ganze Gegend ist im Narbenbereich stark dolent, die Hüftbeweglichkeit schmerzhaft, aber erhalten. Lumbal besteht ein paravertebraler Hartspann, eine steife LWS bis L2. Jede Bewegung verursacht heftige Schmerzen im lumbosakralen Gebiet mit Ausstrahlung in beide Beine dorsal. Lasègue positiv bei 20° beidseits. Keine neurologischen Ausfälle. Paravertebraler Hartspann neben der leicht hypertrophen, an sich wenig dolenten Narbe. Deutliches Misstrauen gegenüber dem älteren Internisten mit konventionell eingerichteter Praxis, dem der Patient vom Hausarzt geschickt wurde. Was soll das noch? Nach einer Erklärung über die Bedeutung von Narben als mögliche Ursachen von Schmerzen infiltriere ich die Hüftnarben und die Bursitis mit mehreren Ampullen Procain 1%, worauf der Patient mit grosser Überraschung seit 24 Jahren erstmals ohne Hüftschmerz aufsteht. Die Behandlung der lumbalen Narbe führt nicht zu einer zusätzlichen, wesentlichen Schmerzreduktion. Der Hüftschmerz kehrt zwar nach einigen Stunden wieder, lässt sich aber in den folgenden Sitzungen wieder bis auf einen kleinen Restschmerz bleibend beheben. Der lumbale Schmerz bessert zwar auf eine Behandlung des lumbalen Grenzstranges deutlich aber nicht wirklich anhaltend, sodass wegen der offensichtlich neuropathischen Komponente eine Behandlung erfolgreich mit 3×300 mg Gabapentin erfolgt. Andere Schmerzmittel hatten nie etwas gebracht. Der Patient kann nun wieder grössere Strecken gehen, Zug fahren und als Beifahrer im Auto reisen, was ihm 24 Jahre lang praktisch unmöglich war.

3. Fall

Frau C.P., 56-jährig, wird mir vom Hausarzt wegen eines *Morbus Sudeck* der rechten oberen Extremität zugewiesen. Sie litt vor 6 Jahren an einer Epicondylopathie, die mit einer Gipsschiene hatte behandelt werden müssen. Bei Abnahme der Schiene schwoll damals der Arm massiv an und entwickelte rasch die Symptome einer akuten Algodystrophie mit später chronischen Armschmerzen. Zudem enstanden cervicocephale Schmerzen und eine zunehmende Einschränkung der Beweglichkeit. Mit intensiver stationärer Physiotherapie konnte zwar die Mobilität etwas verbessert werden, die Schmerzen blieben aber unbeeinflusst. Zusätzlich zur Cervicocephalgie hatte sich ein Gesichtsschmerz der rechten Seite entwickelt. Klinisch zeigte die sonst gesunde Patientin eine leicht dystrophe Extremität mit morgens kontrakten Fingerstellungen, die sich im Laufe des Tages jeweils etwas lösten, jedoch dauernd bei passiver Bewegung stark dolent blieben. Der Ellbogen war in 90° Flexion fast fixiert. Der Arm wurde in einer Schlinge getragen. Die Patientin bezog seit 2 Jahren eine volle IV-Rente als Lehrerin. Eine Behandlung des Ganglions stellatum mit Procain 1% führte zu einer überraschenden Lösung der Finger- und Ellbogenkontraktur für mehrere Stunden mit starker Schmerzreduktion. Nach der zweiten Behandlung blieb die Besserung 5 Tage bestehen, machte dann aber keine weiteren Fortschritte mehr. Die Patientin wurde deshalb in der Schmerzklinik hospitalisiert und kombiniert mit Stellatumumflutungen sowie intensiver Physiotherapie behandelt. Ausserdem wurden Nasennebenhöhlen, Tonsillen, Schilddrüse und die Episiotomienarbe neuraltherapeutisch behandelt. Darunter löste sich die Verspannung vollständig und die Schmerzen wurden stark gebessert. Die erwähnten Gesichtsschmerzen waren nach der stationären Behandlung verschwunden. Die Patientin konnte ohne Schmerzmittel (vorher 200 mg Tramadol tgl.) entlassen werden und war nach einigen Monaten ambulanter Therapie wieder voll belastbar. Durch eine starke psychische Belastung kam es allerdings nach ca. 1 Jahr zu einem leichten Rückfall mit Schmerzen. Erneute ambulante Behandlung des Ganglion stellatum führte wieder zur Schmerzfreiheit.

Diskussion

Was haben diese drei Leiden gemeinsam? Alle drei waren langdauernd und weitgehend therapieresistent, ohne überzeugende organische Grundlage und sind auch von psychiatrischer Seite nicht beeinflusst worden. Sie haben aber auf eine Injektionsbehandlung mit einem schwachen, kurz wirksamen Lokalanästhetikum (Procain 1%) an vegetativ aktive Strukturen (Ganglion stellatum, Plexus pelvicus, Narbengewebe) rasch, gut und bleibend angesprochen. Klassifizierbar nach bisherigen Kriterien [6, 7] sind sie nicht.

Nozizeptiv wären Schmerzen, die auf eine Verletzung direkt folgen und durch diese erklärt werden können. Sie haben eine der Verletzungsgrösse entsprechende Intensität und je nach Trauma oder Noxe einen typischen Charakter und die gut umschriebene Ausdehnung sowie eine mit der Heilung parallel laufende günstige Entwicklung. Bei chronischen Zuständen wie Arthrose sprechen sie auf entsprechende Schonung an. Wir meinen auch, ihre Pathophysiologie einigermassen zu verstehen [5]. Der nozizeptive Schmerz ist durch genügend hoch dosierte Lokalanästhesie blockierbar und reagiert gut auf systemische Analgetika. Bei Kopfschmerzen kann man allerdings noch argumentieren, dass Entzündungsreaktionen mit den entsprechenden Mediatoren nachgewiesen werden konnten, was auf eine ähnliche Genese wie bei Traumen hinweist. Die Menstruation in unserem Fallbeispiel kann jedoch nicht eigentlich als Trauma angesehen werden, das im Kopf Schmerzen auslösen könnte.

Neuropathisch wären Schmerzen nach Verletzung oder entzündlicher Zerstörung von sensiblen Nervenfasern, die unter nicht bekannten Umständen über kurz oder lang falsche Schmerzinformationen an die Schmerzzentren im Gehirn senden. Die so gemeldeten Impulse werden meist als hochintensiv, elektrisierend, brennend, schneidend oder stechend empfunden und passen zu keinem erlebten Trauma in der schmerzhaften Gegend. Die örtliche Ausdehnung entspricht oft dem lädierten Nerven(-strang) recht genau (Ischialgie, Zosterneuralgie). Der neuropathische Schmerz reagiert schlecht auf Analgetika, kann aber durch Anästhesie der entsprechenden Nervenbahnen ausgeschaltet werden, solange nicht eine so genannte zentrale Fixierung in den Schmerzzentren stattgefunden hat, wie zum Beispiel bei Phantomschmerz häufig der Fall ist.

Psychogene Schmerzen können beim Fehlen von somatischen Ursachen nie ganz sicher ausgeschlossen werden. In allen drei Fällen hatten längere Psychotherapien stattgefunden, ohne dass dadurch eine Besserung der Beschwerden erfolgt wäre. Ausserdem fehlten in allen drei Fällen die erforderlichen positiven Kriterien der Beziehung zwischen dem Schmerz und psychischen Konflikten (mindestens zu Beginn der Erkrankung) oder sekundärem Krankheitsgewinn.
Was für ein System lässt sich denn mit Procain 1 % beeinflussen? Aus der Schmerztherapie von Algodystrophien ist die Wirkung von Anästhesien auf das vegetative Nervensystem bekannt [8]. Sowohl wiederholte Einzelanästhesien des Ganglion stellatum als auch Daueranästhesien über einen Katheter führen in einer bedeutenden Anzahl von Fällen zu Besserungen und Heilungen von so genannten sympathisch unterhaltenen Schmerzsyndromen der oberen Extremität. Dabei wird allerdings der Wirkungsmechanismus meist als noch unklar angegeben. Fischer zeigt, dass gute Grundlagen bestehen, den Wirkungsmechanismus heute in grossen Zügen als bekannt zu bezeichnen [9]. Im Wesentlichen muss eine «Gedächtnisleistung des vegetativen Nervensystems für erlittene Verletzungen oder Entzündungen» postuliert werden. Dabei handelt es sich nicht um schwere Zerstörungen der neuralen Strukturen sondern lediglich um Funktionsstörungen des autonomen Systems durch pathologische Engramme [9]. So kann auch der folgende Vorgang verstanden werden: Eine oder wiederholte «Löschungen» dieser Engramme können, sofern die ursprüngliche Läsion nicht mehr aktiv ist, d.h. die Nozizeptoren und vegetativen Rezeptoren nicht mehr gereizt werden, zu einer Heilung auch des persistierenden vegetativen Schmerzsyndromes (Narbenschmerzen), der sekundären vegetativen Schäden (Algodystrophie) oder der sich wiederholenden vegativen Dysfunktionen (Menstruationsschmerzen resp. menstruationsabhängige Kopfschmerzen) führen (siehe auch [9]). Unser Beispiel der Hüftschmerzen mit neuropathischem Anteil zeigt dabei, wie in der täglichen Praxis Situationen nicht immer auf einen einzigen Mechanismus reduziert werden können. Es drängt sich deshalb die «Sowohl-als-auch» respektive «Mehr-oder-weniger» Lösung für die Klassifikation auf. Bei chronischen Schmerzen muss wohl in den meisten Fällen von einer multifaktoriellen Genese mit verschiedenen Komponenten ausgegangen werden. Die *nozizeptive* Komponente ist zwar meist in den Hintergrund getreten, aber bei mechanisch wirksamen Narbenzügen oder degenerativen Veränderungen durchaus erkennbar. Die *neuropathische* ist bei jeder Verletzung oder entzündlichen Zerstörung von Gewebe mit Nervenfasern aus anatomischen Gründen im Gebiet des peripheren Nervensystems anzunehmen. Eine *psychogene* Komponente muss aus dieser Sicht bei jedem chronischen Schmerzgeschehen mit einbezogen werden, wie jeder Schmerztherapeut

zugeben wird, da das Schmerzerleben nun mal psychisch und gefühlsmässig enorm von der psychologischen Vergangenheit abhängt. Der Erfolg der angewendeten Massnahmen hängt ebenfalls immer auch von diesen Gegebenheiten ab. Die *vegetative* Komponente ist wegen des ubiquitären Vorhandenseins vegetativer Fasern und Rezeptoren *immer* beteiligt. Jede Verletzung oder Entzündung wird dauernd auf der «vegetativen Festplatte» gespeichert. Sie bedeutet eine Belastung des Organismus, die irgend einmal zur Dekompensation führen kann und dann eine Chronifizierung auslöst [9]. Das in Abb. 1 dargestellte Modell zeigt links die strukturellen Komponenten gewissermassen als «hard-ware-Probleme», rechts die Funktionsstörungen als «soft-ware-Probleme».

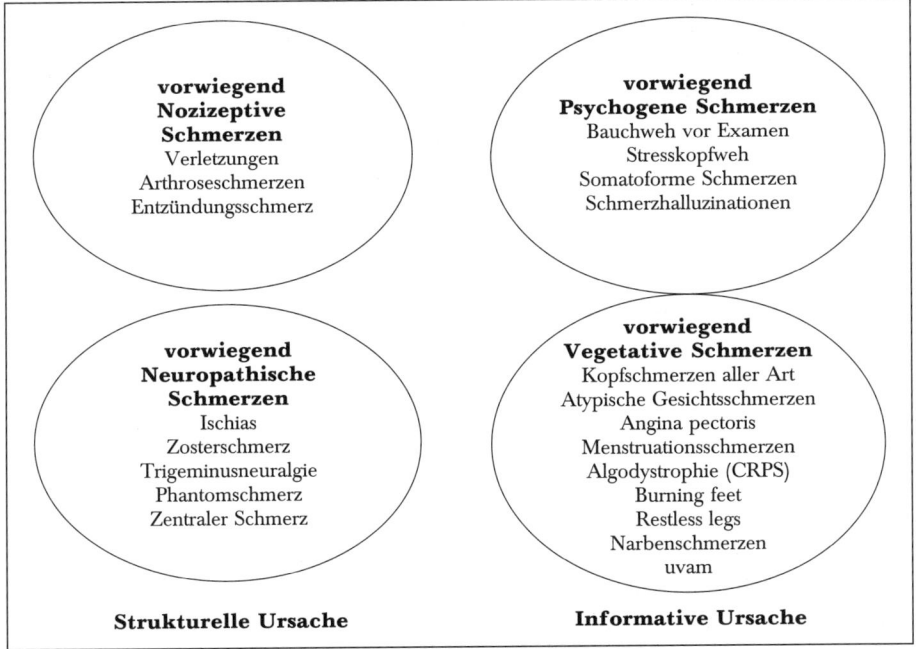

Abb. 1: Schmerzklassifikation. Typische Beispiele. Jeder Schmerz beinhaltet mehr oder weniger alle Typen (= Komponenten). Z. B. Entzündungen sind auch stark vegetativ unterhalten. Links Schmerztypen struktureller Art («Hardware»-Störungen), rechts Schmerztypen informativer Art («Software»-Störungen).

Mit dieser 4-Komponenten-Klassifikation der Schmerzen kann ein weit grösserer Teil der Schmerzsyndrome verstanden werden. So lassen sich neben den Schmerzen bei Algodystrophie auch Halbseitenschmerzen nach Extremitätenverletzungen oder Schulter-Armschmerzen bei Weisheitszahnproblemen vorwiegend als

Störungen des betreffenden autonomen Gebietes verstehen. Dabei handelt es sich wohlgemerkt nicht um strukturelle Schäden zum Beispiel am Grenzstrang sondern um Funktionsstörungen des vegetativen Steuerungsprogramms [9,10]. Kopfschmerzen verschiedener Art sind als Durchblutungsregelungsstörungen ebenso als vegetative Schmerzen einzuteilen wie nächtliche Beinkrämpfe, «burning feet» oder andere schwierig zu beschreibende Schmerzen, die bisher, weil nicht organisch, als psychogen bezeichnet und damit «abgetan» wurden. Dass sie vegetativen Ursprungs sind, geht aus folgenden Eigenschaften hervor: Verteilung mehr regional als radikulär oder einem peripheren Nerv entsprechend, häufig über ein lädiertes Gebiet hinaus sich ausdehnend (ganzes Bein bei umschriebener Fussläsion, Kopf bei Zahnproblem, Quadrantensyndrom bei Schulterverletzung), wechselnde Schmerzqualitäten, Abhängigkeit von physischen und psychischen Stressfaktoren wie Wetterumschlag, Menstruation oder virale Infekte. Nicht zuletzt spricht für die vegetative Genese, dass Massnahmen, welche vegetativ «umstimmen», den Schmerz beeinflussen. Viele Physiotherapien wie Thermotherapie, Solebehandlungen, Massagen, Trainingsreize, Entspannungsmethoden, Meridianbehandlungen, Fussreflexzonenmassage wirken über das vegetative Nervensystem (VNS). Auch die Neuraltherapie wirkt über das VNS auf den gesamten Körper ein [9]. Häufig zeigt erst die erfolgreiche Therapie über den Sympathikus, dass ein Schmerz vorwiegend oder ganz durch eine vegetative Störung unterhalten war [8].

Therapeutische Konsequenzen

Die Beachtung des 4-Komponentenmodells bei der Therapie vor allem von persistierenden, therapierefraktären Schmerzen erlaubt vom herkömmlichen oft schematisch kausal orientierten Muster abzuweichen und multimodale Zugänge zu suchen.

Auch ein weitgehend neuropathischer Schmerz nach *Herpes zoster* kann wesentliche vegetative Anteile beeinhalten und gut auf Behandlung des vegetativen Grenzstranges oder der vegetativen Afferenzen der Haut mit Lokalanästhetika oder/und Akupunktur reagieren. Unklare neuralgiforme Schmerzen bei Querschnitttraumatikern reagieren oft überraschend auf Neuraltherapie der lädierten Segmente am Grenzstrang, sofern dieser nicht auch strukturell zerstört ist. Nozizeptive Schmerzen, die ausserordentlich lang andauern, sollten nach gründlicher struktureller Untersuchung und unter Beachtung psychischer Faktoren wie Angst-

Organisch nicht erklärbare Schmerzen – alles psychisch?

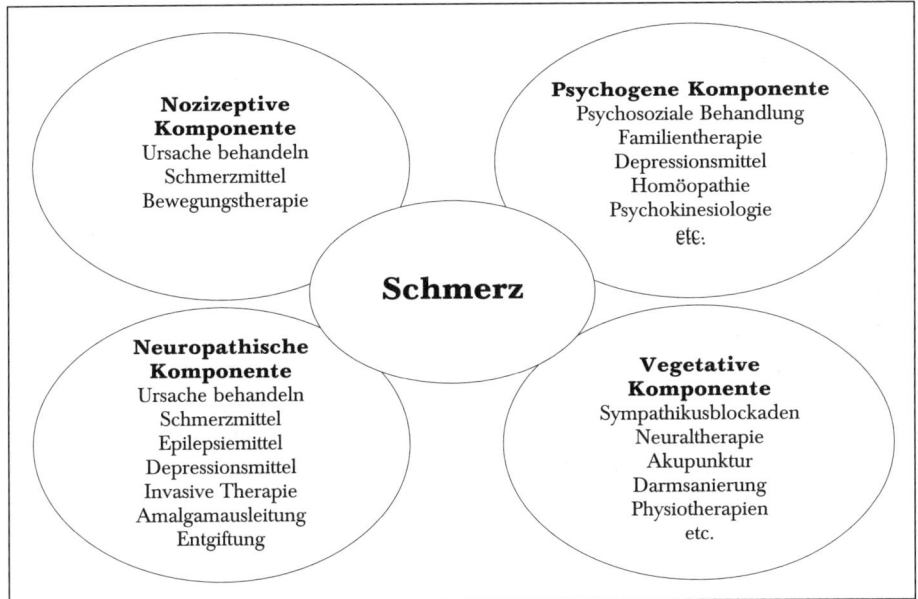

Abb. 2: Schmerzkomponenten. Therapiebeispiele. Chronische Schmerzen verlangen meist eine Behandlung mehrerer Komponenten, wobei die vegetative Komponente zu selten bewusst angegangen wird.

zustände während der Verletzung mit vegetativ aktiven Massnahmen auf den vegetativen Anteil hin getestet werden. Oft sind mit dem Schmerzgeschehen auch weitere vegetative Funktionsstörungen verbunden. Durchblutung, Nervenfunktionen, Schweisssekretion und der Metabolismus im Interzellularbereich (Grundsystem nach Pischinger [10]) sind gestört, wodurch die Heilungsabläufe verzögert oder gar verunmöglicht werden. Musterbeispiel dafür ist die Algodystrophie. Aber dieses Krankheitsbild scheint nur die Spitze des Eisberges sympathisch unterhaltener Schmerzen zu sein.

Als vegetativ stimulierende Massnahmen sind bekannt und anerkannt: Trainingsübungen z.B. bei peripher arterieller Verschlusskrankheit (PAVK) und Migräne oder verschiedenste physikalische Anwendungen bis zu den Kneippschen Behandlungen bei muskuloskelettären Schmerzen und vegetativen Dystonien. Bekannt, wenn auch weniger gut belegt, sind auch die Wirkungen von Ultraschall oder Laserbestrahlung bei venösen Ulzera oder Verbrennungen sowie bei Insertionstendinosen oder Epikondylopathien. Besonders muss bei strukturell nicht erklärbaren Schmerzen auf eine vegetative Grundlage hin untersucht und behandelt werden. Zwangsläufig sind hier die Heilungschancen dank weitgehend intakter Struktur am besten. So können zum Beispiel jahrelang bestehende Kopfschmerzen jedwelcher Art auf vegetativ aktive Massnahmen sehr gut reagieren, wie dies ansatzweise durch die Betablockertherapie auf biochemischer Ebene oder durch physische Anstrengung manchmal gelingt. In diesen Fällen sollte unbedingt z.B. mit Neuraltherapie, Akupunktur oder Homöopathie auf der *informativen Ebene* versucht werden, die lokale und regionale vegetative Überempfindlichkeit zu beheben, wie dies Huneke [11] sehr schön gezeigt hat. Eigene Beobachtungen an 522 Patientinnen und Patienten in der Praxis zeigten mit Neuraltherapie gute bis sehr gute Erfolge in 63% der meist lang dauernden, strukturell nicht erklärbaren Probleme verschiedenster Art. In anderen Fällen kann mit einer kategorischen Ernährungsumstellung, z.B. nach F.X. Mayr, das VNS und das Grundsystem deblockiert werden, um damit eine Heilung vegetativ dominierter Schmerzen zu erreichen. Auch deutlich psychogene Schmerzen manifestieren sich auf einer somatischen Schwäche, die aber nicht struktureller Art zu sein braucht, sondern durchaus in einer Programmstörung des Sympathikus liegen kann. Sie müssen daher zusätzlich auch von diesen Komponenten her behandelt werden, um abheilen zu können, auch wenn die psychische Konfliktsituation behoben ist.

Die Forderung nach einer ganzheitlichen Behandlung bei chronischen Erkrankungen gewinnt damit eine neue Dimension, die über den Einbezug psychischer und sozialer Faktoren hinausgeht. Zwischen der basalen – in der Schulmedizin gepflegten – Ebene der Strukturschäden und biochemischen Entgleisungen und der höheren mentalen Ebene besteht eine Ebene der autonomen bioelektrischen oder elektromagnetischen Funktionsstörungen ohne mess- oder sichtbare Schäden [12]. Es ist die Ebene, in welcher wir so genannte funktionelle Störungen, die keine primär psychische Ursache haben, einteilen können.

Wenn uns die eingangs erwähnten Kollegen beigebracht haben, die psychischen Ebenen zu beachten, sind es jetzt die Erfahrungs- und Komplementärmediziner, die uns zeigen, wie auch auf die elektrische Ebene steuernd eingewirkt werden kann, ohne einfach die Symptome zum Beispiel mit Betablockern, Analgetika oder Steroiden zu unterdrücken [13].

Da es sich hier um eine Beeinflussung der physiologischen Regulationsmechanismen handelt, bezeichnen wir diese Eingriffe auch als *Regulationsmedizin*. Es geht hier darum, informative Störungen so zu beeinflussen, dass der Organismus von gespeicherten Stressfaktoren entlastet wird und so die natürliche Heilung abschliessen kann. Damit werden auch chronische Zustände echt heilbar.

Organisch nicht erklärbare Schmerzen – alles psychisch?

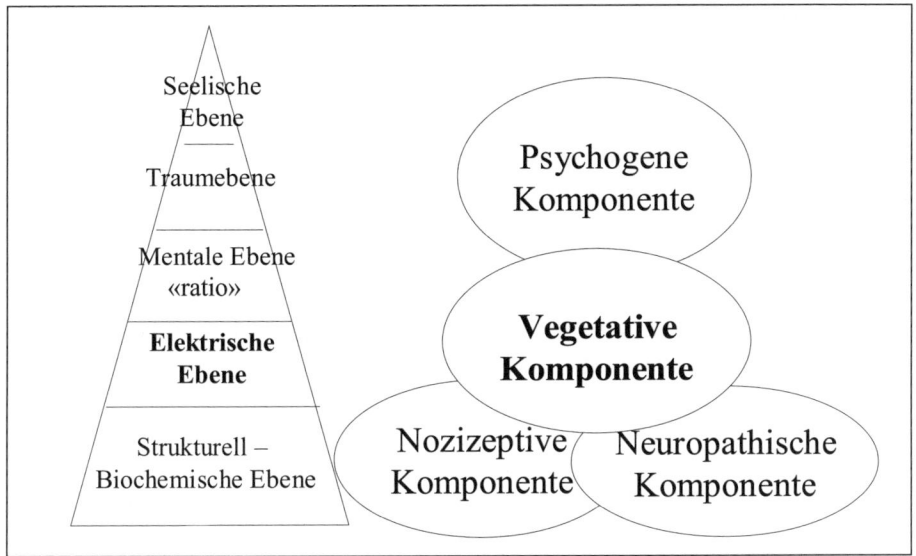

Abb. 3: 5 – Ebenenmodell und Bezug zu den vier Schmerzkomponenten.

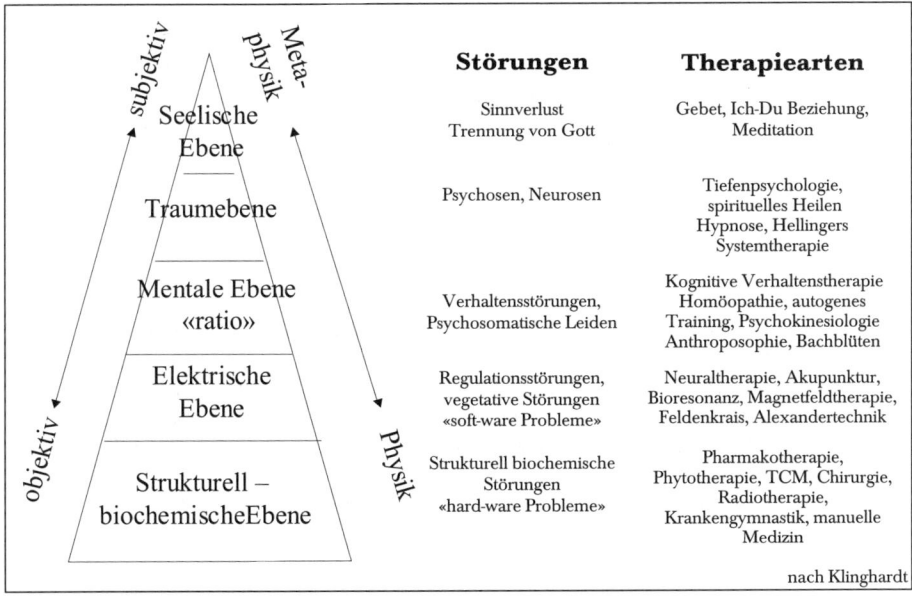

Abb. 4: 5-Ebenen Modell und Bezug der Ebenen zu Beispielen von Störungstypen und Therapiemethoden.

Konklusion

Eine wahrhaft ganzheitliche Behandlung im Sinne der «médecine de la personne» von Paul Tournier, sollte heute nicht nur die strukturell-biochemische Ebene und die mentale, tiefenpsychologische und seelische Ebene, sondern auch die elektrisch-funktionelle Ebene des autonomen Nervensystems umfassen. Durch systematische Beachtung der vegetativen Komponente bei chronischen Schmerzen und den Einsatz entsprechender Behandlungsmethoden wie zum Beispiel der Neuraltherapie im interdisziplinären Konzept können viele bisher als therapierefraktär oder als ausschliesslich psychogen abgestempelte Schmerzprobleme besser verstanden und gelöst werden.

Literatur

[1] Tournier P.: Médecine de la Personne, Delacheaux et Niestlé, Neuchâtel 1940.
[2] Engel G. L.: The need for a new medical model: a challenge for biomedicine. Science. 1977 Apr 8; 196(4286):129–36.
[3] Jores A.: Vom kranken Menschen – Ein Lehrbuch für Ärzte. 2., erweiterte Auflage, Georg Thieme, Stuttgart 1961.
[4] Adler R. H., Hemmeler W.: Anamnese und Körperuntersuchung. Der biologische, psychische und soziale Zugang zum Patienten. Urban & Fischer, 1992.
[5] Bader R., Gallacchi G.: Schmerzkompendium, Thieme, Stuttgart 2001, S. 72 ff.
[6] Merskey H., Bogduk N.: Classification of chronic pain: descriptions of chronic pain syndromes and definitions of pain terms. 2nd ed. Seattle: IASP Press, 1995.
[7] American Psychiatric Association, Diagnostic and Statistical Manual of Mental Disorders, Washington, Fourth Edition, 1994.
[8] Raj P.: Stellate ganglion block. In Waldman and Winnie (ed). Interventional Pain Management. W. B. Saunders, Philadelphia 1996, p. 269.
[9] Fischer L.: Neuraltherapie nach Huneke, Grundlagen, Technik, praktische Anwendung. Hippokrates, Stuttgart 1998.
[10] Heine H.: Lehrbuch der biologischen Medizin, Hippokrates, Stuttgart 1991.
[11] Huneke H.: Ärztezeitschrift für Naturheilverfahren 39, (1998), 468–475.
[12] Becker R. O.: The Body Electric. Electromagnetism and the Foundation of Life, Morrow, New York 1985.
[13] Klinghardt D.: Lehrbuch der Psychokinesiologie, Bauer, Freiburg 1998.

WALTER KOPP

Schmerz zwischen Mangel und Notwendigkeit

Zusammenfassung

Es wird nach Massgabe eines erkenntnistheoretischen Zuganges zum Thema Schmerz, ein sprachlich psychologisch fundiertes Paradigma von Schmerz entwickelt und einige Ansätze der psychologischen Schmerztherapie werden vorgestellt. Diese werden wiederum als Teil eines pluridisziplinären Behandlungskonzeptes begriffen.

Es ist ein tiefer Wunsch, dass ich in einem Zustand von Schmerz, der sich der Schwelle zur Unerträglichkeit nähert, die Abwesenheit des Schmerzes herbeisehne, es ist ein Anspruch seitens derjenigen, die sich professionell mit Schmerzen befassen, Schmerzen zu lindern und es ist schliesslich eine Machbarkeitsphantasie unserer Gesellschaft, Schmerzfreiheit sozusagen konstruieren oder produzieren zu können. Insofern besteht immer ein Spannungsfeld zwischen Schmerz und dem Wunsch nach dessen Abwesenheit. Auf der andern Seite stellt Schmerz – in der ursprünglichen Form – eine Notwendigkeit dar. Jüngst kommentierte eine Patientin, nachdem sie ihren über lange Zeit kaum auszuhaltenden, chronischen Schmerz mehrmals bildhaft dargestellt, visualisiert hatte: «Ich habe jetzt einen schönen Schmerz, er war notwendig, um bei mir etwas zu verändern und es würde mir beinahe etwas fehlen, wenn er völlig verschwunden wäre, obwohl ich mir das ja sehnlichst wünschte».

Sich dem Thema *Schmerz* von der *Psychologie* her zu nähern, bedeutet etwas salopp ausgedrückt sich mit der Software zu beschäftigen oder zumindest eine Brücke zu schlagen zur Hardware, der körperlichen Seite des Schmerzes. Wenn mich als erkennendes Subjekt das Thema Schmerz so brennend interessiert, so auch deshalb, weil ich selber Erfahrungen in Sachen *Schmerz* habe, aber nicht nur, manchmal habe ich auch eine grosse Distanz dazu, dann ist es eher weil mich Übergänge, Verknüpfungen und Zwischenwelten interessieren.

In der internationalen Assoziation für das Studium des Schmerzes hat man lange und mit Herzblut darum gerungen, ob psychische Komponenten bei einer Schmerzdefinition berücksichtigt werden müssten und man kam schliesslich zur Formulierung:

> Schmerz ist ein unangenehmes Sinnes- und Gefühlserlebnis, das mit aktueller oder potenzieller Gewebsschädigung verknüpft ist oder mit Begriffen einer solchen Schädigung beschrieben wird. [Morris, 1996: 98]

Es stellt sich bei einer solchen Definition die berechtigte Frage, wie Phänomene bezeichnet werden sollen, denen ein körperliches Korrelat fehlt.

Doch nehmen wir eine etwas systematischere Gangart an und fragen uns, wie eine Erkenntnis über Schmerz überhaupt zustande kommen kann.

Ohne allzu sehr ins Detail gehen zu müssen, verweilen wir etwas beim Begriff *Bewusstsein*, der historisch allerdings stark strapaziert wurde. Als das «*bewusste Sein*» ist das Bewusstsein das zentrale Faktum typisch menschlicher Existenz, denn ohne Bewusstsein wären typisch menschliche Handlungen gar nicht möglich.

Wovon wir im folgenden sprechen werden, ist die Subjektivität von Geisteszuständen, der Schmerz ist wohl der prominenteste unter ihnen. Dieser Sachverhalt widerspricht dem Wissenschaftsmodell, das seit dem 17. Jahrhundert besteht, dass wir nämlich Tatsachen als intersubjektiv prüfbar, als allen neutralen BeobachterInnen gemeinsam zugänglich voraussetzen. Es ist eigentlich bedenklich, dass gerade dasjenige, was bei der Entstehung des Bewusstseins in phylogenetischer Hinsicht ein Fortschritt war, nämlich die Subjektivierung des *Psychischen als Selbstbewusstsein*, als Ergebnis des Verhältnisses Mensch-Umwelt, dem gängigen Wissenschaftsbegriff entgegengesetzt ist.

Ludwig Wittgenstein, einer der berühmtesten Philosophen des XX. Jahrhunderts meinte:

> Inwiefern sind nun meine Empfindungen *privat*? Nun, nur ich kann wissen, ob ich wirklich Schmerzen habe; der Andere kann es nur vermuten. Das ist in einer Weise falsch, in einer andern unsinnig. Wenn wir das Wort «wissen» gebrauchen, wie es normalerweise gebraucht wird (und wie sollen wir es denn gebrauchen!) dann wissen es Andere sehr häufig, wenn ich Schmerzen habe. Ja, aber doch nicht mit der Sicherheit, mit der ich selbst es weiss! – Von mir kann man überhaupt nicht sagen (ausser etwa im Spass) ich *wisse*, dass ich Schmerzen habe. Was soll es denn heissen ausser etwa, dass ich Schmerzen habe. Man kann nicht sagen, die Andern lernen meine Empfindung *nur* durch mein Benehmen, – denn von mir kann man nicht sagen, ich lernte sie. Ich *habe sie*. [Wittgenstein, 1971: 115]

Immer gehen wir davon aus, dass sowohl der Schmerz, bzw. die Schmerzempfindung wie die Gefühle etwas *Subjektives* sind, zudem wenn ich mich damit beschäftige, bewusst sind und vor allem immateriell. Genau dadurch entstand das Problem, das auch in jedem Versuch einer Definition von Schmerz sich widerspiegelt, weil die physischen Entitäten oder Zustände messbarer und fassbarer sind. Deshalb wurden geistige Tatsachen oft geleugnet, etwa vom Behaviorismus, einer Richtung innerhalb der Psychologie, die sich strikte auf das Verhalten beschränkte oder vom Empirismus, der sich dem Beobachtbaren verschrieb. Damit wurde folglich die subjektiven Geisteszustände in der Konsequenz als nicht existent wegdefiniert.

Schmerzen werden dann physiologisch beschrieben, als Nervenfasern, die die Schmerzinformation weiterleiten, sei es in schnellen A-Delta-Fasern oder langsameren C-Fasern, die entwicklungsgeschichtlich älter sind und bei denen die Schmerzlokalisation schwieriger abgrenzbar ist. Doch wenn wir uns vorstellen, dass die Information irgendwann über den Vorderseitenstrang in das Gehirn gelangt um dann in der Hirnrinde, dem Cortex verarbeitet zu werden, so wird sie mir schliesslich bewusst und im limbischen System emotional bewertet. Doch hier findet der Sprung in die Subjektivität der Schmerzwahrnehmung und Verarbeitung wiederum statt.

Umgekehrt sollte nicht das Immaterielle das materielle herunterspielen. *Wittgenstein* fragt in seinen Bemerkungen über die Philosophie der Psychologie:

> Kann man sich einen Schmerz, etwa von der Qualität des rheumatischen Schmerzes, denken, aber ohne Örtlichkeit? Kann man sich ihn vorstellen?
>
> Wenn Du anfängst, darüber nachzudenken, so siehst du, wie sehr du das Wissen um den Ort des Schmerzes in ein Merkmal des Gefühlten verwandeln möchtest, in ein Merkmal eines Sinnesdatums, des privaten Objekts, das vor meiner Seele steht. [Wittgenstein, 1982: 92]

Der Ort ist eine physische Realität, doch gibt es das entsprechende Objekt, nachdem wir so gerne greifen möchten nur als falsche oder schlechte Analogie zum Physischen, das private Objekt als Sinnesdatum existiert nicht, doch dies macht es uns so schwierig, Schmerz zu quantifizieren oder zu messen.

Schmerz, sowohl als naturalistische, d.h. physiologische, neurologische als auch symbolische oder metaphorische Bedeutung, lässt sich in einer Theorie der Zeichen, in der Semiotik folgendermassen darstellen.

Signifikat/Bedeutung
Symbolisch-hermeneutische, symptomatisch-kausale Deutung

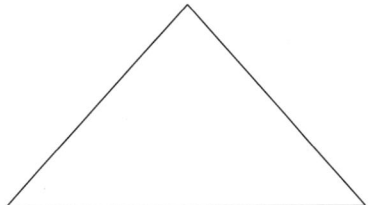

Signifikant Schmerz Symptom,   *Gegenstand, Ereignis*, Neuronales
Anzeichen, metaphorisches Symbol   Geschehen, Gewebeschädigung

Der Schmerz ist in einer allgemeinen Theorie ein Zeichen, ein Signifikant, der entweder als Symptom und Wirkung einer natürlichen Ursache oder als metaphorisches Symbol einer Bedeutung, einem Signifikat zugeordnet werden kann. In der Geschichte des Schmerzes sind sowohl die symptomatisch-kausale, als auch die symbolisch-hermeneutische Form der Deutung bekannt. Auf der Seite der symptomatisch-kausalen, in der dritten Person formulierten, könnte die Chaostheorie als derzeit vielversprechende Theorie beigezogen werden.

Das Gehirn können wir, wie dies einer der Väter der Chaostheorie, *Ilja Prigogine*, feststellte, als im Verlaufe der Evolution zunehmend instabil betrachten. Schon die kleinste Einwirkung lässt die Tendenz zur Entstehung von Ordnung erkennen. *Prigogine* meinte, dass es wohlbekannt sei, dass das Herz im Prinzip regelmässig schlagen müsse, weil wir sonst sterben würden, das Hirn müsse aber im Prinzip unregelmässig arbeiten, sonst würden wir epileptisch [Briggs & Peat, 1990: 251]. Das Gehirn ist als nichtlineares Ergebnis nichtlinearer Evolution auf einem nichtlinearen Planeten zu verstehen. Nichtlinearität kann man sich beispielsweise vorstellen als Beschreibung des Wachstums einer Population. Beispielsweise ein Parasit, der Eier legt und danach stirbt.

Formal darstellen lässt sich die (n+1)-te Generation als um den Faktor B multiplizierte n-te Generation:

$$X(n+1) = B * X(n).$$

Ein Mathematiker, der sich diesem Problem annahm, setzte hier mit einem Trick ein zusätzliches Glied ein, nämlich:

$$(1-X(n)).$$

Wenn wir X immer als Zahl zwischen 0 und 1 normieren, dann wird dadurch bei

$$X(n+1) = B*X(n)*(1-X(n)),$$

die Nichtlinearität und die Iteration oder Rückkoppelung eingeführt.

Durch eine kleine Schwankung, d.h. durch Iterationen, wird ein System derart aufgebläht, dass eine Abzweigung vom Weg, eine sog. Bifurkation erfolgt und das System in einer neuen Richtung «davonläuft». Entweder zersplittert sich das System ins Chaos oder aber wird durch eine Reihe von Rückkoppelungsschleifen neu stabilisiert. Wir können uns das Schmerzgeschehen sehr gut durch solche chaostheoretischen Modelle versinnbildlich und experimentell nachvollziehen. Durch das Schmerzgeschehen wird ein anderer Attraktor für den Lebensprozess gesucht (der Begriff Attraktor, lateinisch: attrahere = anziehen, besagt, dass sich Systeme einem Fixpunkt (Attraktor) nähern, bzw. bei chaotischen Systemen sich um ihn bewegen). Dieser kann wohl am ehesten im Attraktor von Personalität gefunden werden, doch dadurch wird ein Gleichgewicht zwischen den Hirnhälften aufgegeben, was eine Einseitigkeit oder Rigidität erzeugen kann. Auf solche Balanceakte stützt sich auch der klinische Neurophysiologe *Detlef Linke* [Linke, D., 1999]. Wenn wir uns die Entstehung des Schmerzes nach einer HWS-Distortion vorstellen, so sind solche destabilisierenden, chaotische Zustände im Sinne von Iterationen und Herstellung des Chaos zu beschreiben. Es wäre damit nicht nur der Schmerz, sondern auch die Aufmerksamkeitsstörung und die verminderten kognitiven Fähigkeiten einer Erklärung näher gebracht.

Doch verlassen wir den Ort dieser Erklärungen in der dritten Person und kehren zur hermeneutischen Betrachtung des Schmerzes in der 1. Person zurück, wie sie nicht nur *Wittgenstein* in seiner Spätphilosophie, sondern auch *Merleau-Ponty*, beides prominente Vertreter unterschiedlicher Richtungen innerhalb der Philosophie des XX. Jahrhunderts, vorschlagen.

Merleau-Ponty beschäftigte sich mit dem eigenartigen Phänomen des *Phantomschmerzes*. Er geht von der Ganzheit des Körpers, für ihn des Leibes und des Psychischen aus. Es hänge zunächst von psychischen Determinanten ab, dass z. B. ein Phantomarm nach der Operation zuerst überdimensional gross erscheine, dann sich allmählich zusammenziehe und endlich, wenn sich die verletzte Person damit abfinden könne im Stumpf verschwinde. Der Physiologie folgend müssten wir eine Kausalität annehmen, die in der dritten Person zu formulieren ist. Andererseits hängt der Schmerz mit der persönlichen Geschichte der Person zusammen, d.h. mit Erinnerungen, Erschütterungen und dem Willen. Die physiologische Tatsache, die lokalisierbar ist, müsste mit den nirgendwo situierten psychischen Tatsachen einen gemeinsamen Ansatzpunkt haben. Prozesse *dritter Person* und personale Akte müssten in einem gemeinsamen Milieu integrierbar sein [Merleau-Ponty, 1966: 101]. Wenn wir noch den zeitlichen Faktor ins Spiel bringen, so ist der Phantomarm selbst keine Erinnerung, sondern er ist im Leib präsent. Der Phantomarm sei – sagt *Merleau-Ponty* – einer verdrängten Erfahrung gleich, einstige Gegenwart, die sich weigere, zur Vergangenheit zu werden. Es wird gleichsam eine Leerstelle im Gesamtverhalten der Existenz ausgefüllt durch die Geschichte des Subjekts. Im Bosnien-Krieg wurde beispielsweise nach dem Massaker berichtet, dass einzelne Soldaten, denen ein Bein weggeschossen wurde, in Lebensangst flüchteten, als ob sie das Bein noch hätten.

Die wohl älteste psychologische Theorie des Schmerzes, die Gate-control-Theorie, stammt von *Melzack* und *Wall* aus den 60-er Jahren [Milzner, 1999: 38] und hat immer noch grossen Einfluss auf das Verständnis von *Schmerz*, ist doch ein multifaktorielles Geschehen eine weitgehendst akzeptierte Anschauung.

Nach der Gate-control-Theorie sind drei Ebenen beteiligt, die *sensorische*, (*Melzack* und *Wall* ordnen sie dem Gyrus postcentralis sowie den medialen Thalamuskernen zu), die *emotionale* Ebene, sie liesse sich auch als die Leidens-Ebene beschreiben, denn auf ihr wird festgelegt, wie Schmerz gefühlt wird. Zu lokalisieren ist dieser Vorgang vor allem im Hirnstamm und im limbischen System. Die *kognitive* Ebene gibt Aufschluss über die Weise, wie die Schmerzempfindung durch kulturelle, gesellschaftliche, über familiäre Denkmuster geprägt wird. Diese Aufgabe übernimmt der Cortex.

Melzack und Wall zeigen, dass in jedem Schmerzgeschehen immer alle drei Ebenen beteiligt sind. Je nach Ausmass, in dem sie beteiligt sind, ergibt sich für die jeweilige Person das typische Schmerzmuster, wobei dies wohlgemerkt eine Schmerztheorie der dritten Person ist.

Ein Beispiel:

Sensorisch: «Ein Mann leidet unter chronischen Schmerzen in der Kreuzregion. Er lokalisiert den Schmerz indem er auf diese Körperregion zeigt. Manchmal empfinde er ihn als stechend, manchmal dumpf aber er gehe nicht mehr weg, er strahle zudem bis ins linke Bein und bis in drei Zehenspitzen aus».

Emotional: «Ich habe Angst davor, dass dieser Schmerz nicht mehr weg geht (passive Formulierung), manchmal fühle ich nur noch Schmerz, ich kann mich an nichts mehr freuen».

Kognitiv: «Die Schmerzen begannen damals als ich nicht befördert wurde, ich arbeitete als Elektriker, dann wurde mir einer vor die Nase gesetzt, den ich selbst ausgebildet hatte, zwei Wochen später geschah der Unfall, als mich eine Kabelrolle, die seitlich kippte beinahe erschlagen hätte».

Da wir heute wissen, dass auch die soziale Komponente eine bedeutsame Rolle spielt, erweiterten Ende der 80-er Jahre *Hautzinger* und *Wahl* das Modell auf 6 Stufen zum so genannten BAMMPI-Modell [Milzner, 1999: 39]

- Die biologisch-physiologische Ebene (B)
- Die affektiv-emotionale Ebene (A)
- Die motivationale Ebene (M)
- Die motorisch-verhaltensbezogene Ebene (M)
- Die perzeptiv-evaluativ-kognitive Ebene (P)
- Die interpersonell-soziale Ebene (I)

Die Schmerzpersönlichkeit «pain prone personality»

Es liegt auf der Hand, die Frage nach der Beziehung von Schmerz und Persönlichkeit näher zu untersuchen. Der bekannteste historische Approach stammt von *Junkerius* (1737). Er beschreibt die Persönlichkeit des Migränikers als gekennzeichnet durch «ira, imprimis tacita et supressa» («Wut, besonders stille, unterdrückte») [Jonckheere, 1971, zit. nach Basler et al., 2004]. 1937 griff ein Forscher die Thematik auf und charakterisierte die Migränepersönlichkeit als

- ehrgeizig
- leistungsorientiert
- perfektionistisch
- zwanghaft ordentlich
- rigide
- unterdrückt feindselig

Ebenso wurde nach Eigenschaften, die eine rheumatoide arthritische Persönlichkeit charakterisieren, gesucht. Es kamen auch hier unterdrückte Feindseligkeiten zum Vorschein, also nach aussen blockierte Aggressivität, die sich dann umkehrt und sich gegen den eigenen Körper wendet und ihn schädigt [Cobb, 1959, zit. nach Basler et al., 2004: 137]. Dieses Ergebnis einer Untersuchung von *Cobb* war erst der Vorläufer einer berühmt gewordenen Theorie von Engel 1959, der aufgrund einer psychodynamischen Theorie einen Zusammenhang von Persönlichkeitseigenschaften und einer Neigung zu Schmerz («pain-proneness») nachweist. Eine solche Persönlichkeit hat sich Schmerz als Störung «ausgewählt», um sich damit zu bestrafen, d. h. um damit seine Schuldgefühle loszuwerden.

Engel nannte folgende Merkmale [vgl. Kröner-Herwig, a.a.O.: 138]

- Depressiv, schwermütig
- Schmerz mit Zuwendung verbunden

- Schmerz als Selbstbestrafung (Befreiung von Schuldgefühlen)
- Frühe Gewalterfahrung
- Vorbilder für ihren Schmerz (andere Kranke) oder Schmerzerfahrungen, auf denen ein neues Syndrom aufgebaut werden kann
- Unterdrückte Feindseligkeit, d.h. aggressiv gehemmt, bei gleichzeitig starkem aggressiven Antrieb
- Konflikt behaftet sind Sexualität und Leistung
- Schmerz wird in Zusammenhang mit Verlust (Eltern, Partner, Kind) entwickelt

Beispiel: Eine junge Frau berichtete über ihre Kindheit: «Es lässt sich ganz kurz zusammenfassen: Der Vater entfernte sich schon früh von der Familie, ich war erst 3 Jahre alt. Die Mutter wollte mich ganz für sich haben. Ich war ihr Trostpflaster. Sie ermöglichte mir, meinen Traum zu verwirklichen, einmal Eiskönigin zu werden. Doch wenn ich zu spät nach Hause kam, schlug sie mich, so wie sie von ihrem Mann geschlagen worden war. Ich war dann wütend auf sie, verwünschte sie, doch ich hatte niemanden, und hatte Schuldgefühle ihr gegenüber, denn sie verdiente Geld, um mir die Trainingsstunden zu bezahlen. Sie litt oft unter undefinierbaren Schmerzen. Ich sagte mir ich wolle alles anders machen. Leider verliess mich mein Mann als meine Tochter noch ganz klein war und ich glaube, meine Tochter wurde zu meinem Ersatz – Ich. Ich leide unter Schmerzen, die niemand so richtig erklären kann aber ich fühle mich so krank, dass ich manchmal nicht mehr leben möchte».

Obwohl es schlagende Beispiele wie etwa das oben beschriebene gibt, hält die Theorie einer empirischen Überprüfung kaum stand.

Das Resultat der Studien war, dass sich eine schmerzspezifische Persönlichkeit nicht identifizieren lässt. Merkmalswerte, die erhöht festgestellt wurden, betrafen Depressivität, Ängstlichkeit und Neurotizismus, wie dies bei Patienten mit chronischen Leiden generell der Fall ist. Für prädispositionelle Effekte gibt es mit Ausnahme der Depressivität keine Belege [vgl. Basler et al., 2004: 145]. Schmerzbezogenen dispositionellen Merkmalen der individuellen Krankheitsverarbeitung, wie etwa die sog. Katastrophisierung, negativistische Überzeugungen und Copingstrategien, Bewältigungsformen die PatientInnen nutzen, kommen allerdings für die Ausprägung der Beeinträchtigung hohe Bedeutung zu.

Chronischer versus akuter Schmerz

Definitorische Unterscheidungen der beiden Zustände von Schmerz sind immer unvollständig, da ja im Ist-Zustand der Schmerz immer die aktuellste Synthese von somatischen und psychischen Komponenten beinhaltet.
Wenn wir vom komplexen dynamischen Phänomen ausgehen, dass *Schmerz* perzeptive oder sensorische, emotionale, kognitive, verhaltensbezogene und interpersonelle Einflussgrössen beinhaltet, so entstehen Interaktionen, von dem was die Person über die Schmerzen denkt und von dem was sie fühlt und dies bestimmt wiederum, je nach Kontext, die Befindlichkeit. Die bekannten typischen Einschränkungen lassen sich als Störung der Entfaltungsmöglichkeiten von Kognitionsprozessen besser erfassen durch eine Sinneswahrnehmung. Je länger der Schmerz andauert, desto mehr psychische Funktionen durch ihn betroffen sind und je mehr Lebensbereiche schmerzeingeschränkt erlebt werden, desto stärker wandelt sich der Schmerz vom *reinen Symptom* zum *komplexen Syndrom*. Es sind die kognitiv-emotionalen und behavioralen Komponenten, wie Kontrollverlust, Hoffnungslosigkeit, Verzweiflung und Depression, die zu Korrelaten und vermutlich auch zu Verstärkern der Schmerzen werden. Die Einengung auf den Schmerz und die damit verbundene Diagnostik und Behandlung führen zu einer Einengung der Lebensperspektive und des gesamten Lebenszusammenhanges. Das Schmerzmanagement selbst (Arztbesuche, Physiotherapie, Medikamenteneinnahme, psychologische Schmerztherapie, etc.), kann zum alleinigen Lebensinhalt werden.

Psychosoziale Faktoren bei chronischen Schmerzen

Eine Intensivierung des Schmerzerlebens ist u. a. bei Vorliegen eines oder mehrerer der folgenden Faktoren zu erwarten

- Depression
- Angst
- Ärger
- unverarbeitete psychische Traumata im Zusammenhang mit der Schmerzentstehung
- fehlender oder dysfunktionaler Einsatz kognitiver und verhaltensbezogener Schmerzbeeinflussungstechniken (z. B. Katastrophisieren, mangelnde Ablen-

kung durch sozialen Rückzug, geringes Aktivitätsniveau, mangelhafte Entspannungsfähigkeiten, etc.)
- Stress, bewusstes oder unbewusstes Vermeiden von Unangenehmem durch Schmerzverhalten und bewusstes Erlangen von Verstärkern durch Schmerzverhalten, sog. sekundärer Krankheitsgewinn (z. B. Zuwendung, Mitleid, Kontrolle anderer, Geld, etc.).

Für eine Therapieplanung ist es eminent wichtig, zu analysieren, welche Faktoren den Schmerz aufrechterhalten.

Ist ein Schmerzgeschehen durch eine Überbelastung ausgelöst worden, wird der Verlauf unmittelbar durch psychologische Prozesse moduliert. So beeinflusst die Bewertung des Geschehens, z.B. wie bedrohlich der Schmerz eingeschätzt wird, die Verarbeitung und den Verlauf des Geschehens. Der emotionale Zustand, wie Angst oder eine depressive Symptomatik, sind weitere sog. *Modulationsfaktoren* des Schmerzes. Das sog. «Schmerzschicksal» [vgl. Basler et al., 2004: 10] wird durch das *Copingverhalten*, beeinflusst. Ein passiver, vermeidender Bewältigungsstil hat öfters eine negative Auswirkung auf den Verlauf der Chronifizierung. Zahlen belegen, dass, wenn beispielsweise bei akutem, lumbalen Bandscheibenvorfall und radikulärer Schmerzsymptomatik eine depressiv Symptomatik vorliegt, in über 80% der Fälle davon auszugehen ist, dass die betroffene Person von einer Operation alleine nicht profitieren kann, sondern ein chronisches Schmerzbild entwickelt wird.

Schmerzbezogene Kognitionen

Als schmerzbezogene Kognitionen werden zum einen momenthafte schmerzbezogene Selbstverbalisierungen bezeichnet zum andern zeitübergreifende Metakognitionen, die sich auf das Schmerzerleben als solches beziehen.

Bezüglich der momentbezogenen Selbstverbalisierung lassen sich zwei Arten von kognitiven Prozessen unterscheiden:
- attributionale (Karastrophisieren und Hilf-/Hoffnungslosigkeit), es sind Überbewertungen der Schmerzerfahrung ev. aber auch Unterbewertungen
- attentionale [Murpy et al. zit. nach Hasenbring et al., a.a.O: 101]

Zu den krankheitsbezogenen Metakognitionen gehören die sog. «fear-avoidance beliefs» [Waddell et al., 1993, zit. nach Basler et al., 2004: 101]. Es sind Kognitionen, bzw. Glaubenssätze, die nicht die Möglichkeit einer Wiederherstellung der ursprünglichen Funktionskapazität vorsehen.

Ungünstig sich auswirkende attributionale Kognitionen wurden von *Philips* [1987; zit. nach Basler et al., 2004: 101] untersucht. Es wird vermutet, dass PatientInnen mit der Neigung ihre Schmerzen zu hoch zu bewerten, d. h. zur Katastrophisierung neigen, diese dann kognitiv zu vermeiden suchen, sodass sie nicht mehr in der Lage sind, künftige Schmerzen einem jeweils neuen realen Bewertungsprozess zu unterziehen. Im Gegensatz dazu wird vermutet, dass Personen ohne diese negativen Muster jeden Schmerz neu kalibrieren und entsprechende adaptive Bewältigungsstrategien einleiten. Wenn die Schmerzen entweder unterdrückt oder unterschätzt werden, so sind kaum Kalibrierungsprozesse möglich, was wiederum zur Aufrechterhaltung des Schmerzgeschehens beiträgt. Diese Hypothese ist zwar interessant, jedoch bislang nicht bestätigt.

Bei der Entwicklung anhaltender Schmerzen nach akutem Bandscheibenvorfall, bei bereits schmerzerfahrenen Patienten, zeigte sich der Faktor *Hilf-/Hoffnungslosigkeit* als relevanter Prädiktor für den weiteren Verlauf.

Fear-avoidance beliefs zeigten sich ferner bei bereits chronifizierten Patienten als zentraler Risikofaktor für einen ungünstigen Verlauf nach multidisziplinärer Schmerztherapie [Hasenbring & Pfingsten, in a. a. O.: 102].

Zuerst, so kann vermutet werden, steht die Katastrophisierung im Vordergrund, d. h. das bedrohliche Überbewerten des Schmerzgeschehens, dann im weiteren Verlauf sind es Attribuierungen im Sinne von Hilf-/Hoffnungslosigkeit, die das Geschehen ungünstig beeinflussen.

In prospektiven Längsschnittstudien zeigte sich, dass schmerzbezogene Kognitionen im Sinne eines Durchhalteappells («Reiss dich zusammen!» «Stell dich nicht so an!») einen Risikofaktor für die zukünftige Chronifizierung darstellen, insbesondere dann, wenn sie mit einer erhöhten depressiven Symptomatik einhergehen. (Hasenbring & Pfingsten, in a. a. O.: 102). Patienten mit einem solchen kognitiv-affektiven Muster weisen nach Klinikentlassung eine höhere Schmerzintensität auf und eine geringere Wahrscheinlichkeit, an den Arbeitsplatz zurückkehren zu können.

Prospektive Studien an akuten Bandscheibenpatienten zeigten, dass das Vermeiden körperlicher Aktivitäten («fear-avoidance») und das Vermeiden sozialer Aktivitäten zum problematischen Krankheitsverhalten zählen. Beide Formen des Vermeidungsverhaltens begünstigten die Chronifizierung.

Es lassen sich die Aufrechterhaltung wie die Chronifizierung der Schmerzen als typisches Beispiel eines Lernverhaltens, eines sog. operanten Konditionierens verstehen. Das dauerhafte Vermeiden sozialer Kontakte begünstigt und verstärkt depressive Stimmungslagen, es entwickelt sich ein Verlust an primären Verstärkern. Das Meiden körperlicher Aktivitäten kann über die Minderbeanspruchung der Muskulatur zur Schwächung wichtiger Muskelgruppen führen, was ein sog. Deconditioning ausmacht (siehe auch Beitrag Spring in diesem Buch).

Psychodynamische Konzepte bei somatoformen Schmerzstörungen im Abriss

- Wir können den *narzisstischen Mechanismus* der Schmerzentstehung als Begrenzung oder Vermeidung einer subjektiv existentiellen Krise des Selbstwertgefühls («narzisstische Krise» verstehen). Die Bildung eines Schmerzsyndroms ist als Misslingen einer sinvollen Ersatzbildung zu betrachten. Durch das «Ereignis» kommt es zu einer Dekompensation vorher (noch) kompensierter psychischer Verhaltensmöglichkeiten. Oft finden wir stark erfolgsorientierte Menschen in dieser Gruppe.
- Ein *Konversionsmechanismus* steht dann zur Diskussion, wenn der chronische Schmerz Ausdruck eines ungelösten psychischen Schmerzes wird. Es ist zu fragen, welcher Schmerz denn erträglicher ist? Eine Studie von *Osmond* [Basler et al., 2004: 126] zeigt, dass depressive PatientInnen, welche auch weitgehend Erfahrungen mit körperlichen Schmerzen hatten, auf die Frage, welche Schmerzen für sie schwieriger zu ertragen sind, beinahe durchgehend antworteten, dass dies die *depressive* Verstimmung sei. Hingegen kann der seelische Schmerz nicht benannt werden. Es entsteht jedoch eine Entlastung von Schuldgefühlen. Nach *Engel* [Basler et al., 2004: 128], lässt sich das Anhalten des chronischen Schmerzes als Symbolisierung deuten: als die *unbewusste, tröstliche Gewissheit, dass die Mutter kommen und helfen und alles wieder gut machen werde.* Das Schwinden des Schmerzes bedeutet dann intrapsychisch, dass die Beziehung aufgelöst wurde, dass man sich verlassen fühlt. Allgemein könnte man schliessen, dass dies eine Verlustangst von eminenter Bedeutung ist, was übrigens mehrere Autoren mit *Schmerz als Übergangsphänomen* beschreiben.

Psychologische Schmerzbehandlung

In der Therapie chronischer Schmerzen sind psychologische Behandlungsverfahren generell als indiziert zu betrachten. Dabei sind zwei Grundformen in Betracht zu ziehen.

A) Ein Schmerzbewältigungstraining, welches sich bei allen chronischen Schmerzen empfiehlt, ist abzugrenzen von einer Psychotherapie.
B) Eine Psychotherapie ist indiziert bei Doppeldiagnosen (also z. B. bestehende Depression) oder bei psychosozialen Faktoren, die bestehende Schmerzen verschlimmern und den Erfolg einer Schmerztherapie ungünstig beeinflussen können.

Bekannte Entspannungsverfahren sind:

Progressive Muskelentspannung (PMR) nach Jacobson
Autogenes Training
Atementspannung
Meditative Verfahren
Biofeedback

Hypnotherapie und Neurolinguistisches Programmieren

Es sind deshalb äusserst attraktive Methoden, weil diese Therapieformen davon Gebrauch machen, dass SchmerzpatientInnen immer schon in tranceähnliche Zustände via Schmerz gelangen. Unter Trance oder Hypnose ist ein besonderer Bewusstseinszustand der Aufmerksamkeitsfokussierung und des bildhaften Denkens zu verstehen, das mit dem Schmerz in eine Kommunikation tritt und einen dritten Zustand, neben Wachsein und Schlaf erreicht. Einer der Väter der modernen Hypnoseverfahren, *Ernest Rossi* glaubt, dass Trancen natürliche, periodisch wiederkehrende Heilreaktionen sind, die mit Verinnerlichung und einer Tendenz zu «schöpferischer Reorganisation» einhergehen [Rossi, 1991, zitiert nach Milzner, 1999: 56]. Als wirksam wird weiter angenommen, dass in einer sog. «interpersonalen Trance» eine besondere Form des gegenseitigen Rapports entsteht, so dass lösungsorientierte Prozesse in Gang gesetzt werden können. Nach diesem Modell arbeitete der Begründer der modernen Hypnotherapie, *Milton Erikson*.

Als Beispiele dienen die folgenden Techniken:
a) *Fortsuggerieren des Schmerzes.* Besteht ein guter Rapport zur Schmerzpatientin/ zum Schmerzpatienten, so kann durch eine adäquate Metapher die Möglichkeit der Ablösung des Schmerzes suggeriert werden. Beispiel: «Und während

Sie leichter und leichter werden und die Meereswellen die sie betrachten, einen angenehmen Rhythmus angeben, wird auch ihr Schmerz leichter und leichter und geht über in die Wellen, die sie sehen».
b) Verschiebung des Schmerzes in eine andere Körperzone
c) Anästhesie «Handschuh» – Anästhesie
d) Innerer Heiler
e) Assoziieren: *Jacques Lacan,* der eine philosophisch fundierte, auf der Linguistik und Varianten des Strukturalismus basierende Freudinterpretation begründete, geht vom Riss aus, der zwischen einem Bezeichneten, dem Gegenstand und einer Bezeichnung, einem sog. Signifikanten besteht. Der Gegenstand ist immer etwas mehr als das, was sprachlich zu fassen wäre. Der Signifikant unterliegt einem ständigen Bedeutungswechsel. Therapie nach *Lacan* ist «Diskurs», der sich in der spannungsvollen Verflechtung von Signifikanten manifestiert. Die Wirkung des Signifikanten auf das Subjekt konstituiert das Unbewusste. Es liegt auf der Hand, dass hier auch Zusammenhänge von Schmerz und Unbewusstem ans Tageslicht treten. Der Schmerz liegt nach Lacan «im Netz der Signifikanten» [Lacan, 1989]. In diesem Netz sind Verschiebungen möglich, es findet sozusagen ein Umdeuten innerhalb des Sprachspiels statt. Jemand litt an Zahnschmerzen, einem Brennen und Stechen. In den Assoziationen, die Klangassoziationen sind, zeigen sich [zit. nach Milzner, 1999: 98] «Zahn-Weiss», «Zahn-Scheiss», «Zahm-Scheiss», bis zu affektiv anrührenderen Signifikanten, «Zank-Fleisch», «Zank-Weiss», «Zank-Fleiss», dieser Laut sei der passende. Der Analysant wurde nachdenklich und schliesslich liess der Schmerz als Folge der Entzündungen nach.
f) Mein derzeitig favorisiertes Modell besteht darin, zunächst eine Tiefenentspannung zu induzieren, dann einen Dialog mit dem Schmerz aufzubauen: zuerst als Visualisierung, dann nach den so genannten Synästhesien zu fragen, wenn ein Bild vorhanden ist, zu fragen, welche Form, welche Ausdehnung, welche Konsistenz etc. dieses Schmerzbild hat. Dann nach den Möglichkeiten zu suchen, das Bild neu zu erschaffen, also z. B. an Stelle der ursprünglichen Farbe die Lieblingsfarbe zu gebrauchen, an Stelle von einem harten Material ein weiches herauszusuchen, anstelle der ursprünglichen Form eine wahlverwandte, wohlgeformte Struktur zu bilden etc. In einer nächsten Etappe wird die Patientin aufgefordert, dem Schmerz einen Signifikanten, einen Namen, eine Metapher zuzuordnen, z. B. der Schmerz wird verursacht durch einen «Giftzwerg» dann wird gefragt, was er damit der Person mitteilen möchte, oft kommt dann etwa die Antwort: «hör besser auf mich», «ich möchte dich warnen», dann wird gefragt, wie er dieses Warnsignal anders,

auf weniger «schmerzvolle» Art mitteilen könnte, vielleicht, «wenn du besser hören würdest...». Dann die Frage, was müsste er bekommen, dass er sich nicht derart abtrünnig verhalten müsste, vielleicht kommt dann die Antwort, er brauche ein Gegenüber. Es kann sein, dass dann etwa der Name einer Märchenfigur ins Spiel gebracht wird, etwa «Schneewittchen». Nun kommen diese beiden Protagonisten miteinander ins Gespräch, sie handeln die Botschaft des Giftzwergs mit Hilfe des Ichs neu aus, vielleicht werden noch andere Bedeutungsträger beigezogen, bis eine neue oder umgedeutete Botschaft gefunden worden ist. Immer wieder zeigt die Erfahrung, dass der Schmerz ein aktiver, beeinflussbarer Teil geworden ist. «Ich kann mein Schmerzgeschehen besser managen» oder immer wenn der Schmerz wieder auftaucht, gehe ich rasch zurück in diesen Dialog, den wir geführt hatten.

Wenn dieser Beitrag dazu dient, deutlich zu machen, dass das Paradigma «Schmerz» nur durch einen integrativen Ansatz zum Nutzen der Patienten eingesetzt werden kann, hat er seinen Hauptzweck erfüllt.

Literatur

Basler/Franz/Kröner-Herwig/Rehfisch (2004): Psychologische Schmerztherapie.
Briggs, J. & Peat, D. (1990): Die Entdeckung des Chaos.
Lacan, J. (1989): Die vier Grundbegriffe der Psychoanalyse. Das Seminar, Buch XI.
Linke, D. (1999): Das Gehirn.
Merleau-Ponty, M. (1966): Phänomenologie der Wahrnehmung.
Milzner, G. (1999): Schmerz und Trance Bd. 1 und 2.
Morris, D.B. (1996): Geschichte des Schmerzes.
Wittgenstein, L. (1971): Philosophische Untersuchungen.
Wittgenstein, L. (1982): Bemerkungen über die Philosophie der Psychologie.

Die Autorinnen und Autoren

Dr. med. Brigitte Ausfeld-Hafter
Dozentin für Traditionelle Chinesische Medizin/Akupunktur
Kollegiale Instanz für Komplementärmedizin KIKOM, Universität Bern
Imhoof-Pavillon, Inselspital, CH-3010 Bern

Dr. med. Hans Barop
Orthopädische Chirurgie und Neuraltherapie
(Aus- und Weiterbildungsverantwortlicher Internationale Ärztegesellschaft für Neuraltherapie nach Huneke)
Friedrich-Legahn-Strasse 2, D-22564 Hamburg

Dr. med. Beat Dejung
Physikalische Medizin FMH
Theaterstrasse 1, CH-8400 Winterthur

Prof. Dr. Esther Fischer-Homberger
em. Direktorin Medizinhistorisches Institut, Universität Bern
Falkenhöheweg 6, CH-3012 Bern

Dr. med. Lorenz Fischer (Hrsg.)
Dozent für Neuraltherapie
Kollegiale Instanz für Komplementärmedizin KIKOM, Universität Bern
Imhoof-Pavillon, Inselspital, CH-3010 Bern

Dr. med. Gérard Hämmerle
Manuelle Medizin SAMM
Rheumatologie, Universitätsspital Insel
CH-3010 Bern

Dr. med. Peter Heusser
Dozent für Anthroposophische Medizin
Kollegiale Instanz für Komplementärmedizin KIKOM, Universität Bern
Imhoof-Pavillon, Inselspital, CH-3010 Bern

Dr. phil. Walter Kopp
Psychologe FSP, Psychotherapeut
Lehrbeauftragter Heilpädagogisches Institut der Universität Fribourg
Stapfenstrasse 7, CH-3098 Köniz

Dr. med. Frédéric von Orelli
Innere Medizin FMH, Neuraltherapie SANTH, Manuelle Medizin SAMM
Schmerzklinik Kirschgarten
Hirschgässlein 11–15, CH-4052 Basel

Dr. med. Theo Rudolf
Physikalische Medizin FMH
Präsident Schweizerische Ärztegesellschaft für Osteopathische Medizin
Stapfenstrasse 7, CH-3098 Köniz

Dr. med. Hans Spring
Ärztlicher Direktor REHA-Zentrum und Swiss Olympic Medical Center
Rheuma- und Rehabilitationsklinik, CH-3954 Leukerbad

Dr. med. André Thurneysen
Dozent für Klassische Homöopathie
Kollegiale Instanz für Komplementärmedizin KIKOM, Universität Bern
Imhoof-Pavillon, Inselspital, CH-3010 Bern

Komplementäre Medizin im interdisziplinären Diskurs

herausgegeben von

Dr. med. Brigitte Ausfeld-Hafter
Dr. med. Lorenz Fischer
Dr. med. Peter Heusser
Dr. med. André Thurneysen

(Kollegiale Instanz für Komplementärmedizin
der Universität Bern, KIKOM)

In dieser Reihe kommen einerseits die erstmals an der Universität vertretenen komplementärmedizinischen Richtungen zur Sprache, andererseits soll durch eine interdisziplinäre Behandlung fundamentaler Fragen eine weitergehende Diskussion über Themen angeregt werden, welche für die gesamte Medizin und die mit ihr verbundenen Wissenschaften von Bedeutung ist. Damit möchte diese Reihe einen Beitrag zur Entwicklung einer neuen medizinischen Gesamtkultur leisten, die von vielen für das angebrochene einundzwanzigste Jahrhundert erwartet wird und die in gleichwertiger Weise materielle und geistige Aspekte des Menschseins umfasst.
Die Reihe wird herausgegeben von der Kollegialen Instanz für Komplementärmedizin (KIKOM), die 1995 an der Universität Bern durch die Veranlassung einer Volksinitiative als Lehrstuhl-Äquivalent mit je einer Dozentur für Anthroposophische Medizin, Traditionelle Chinesische Medizin/Akupunktur, Homöopathie und Neuraltherapie eingerichtet worden ist.

Verzeichnis der bisher erschienenen Bände:

Band 1 Peter Heusser (Hrsg.): *'Energetische' Medizin. Gibt es nur physikalische Wirkprinzipien?* 219 Seiten. 1998.
Band 2 Brigitte Ausfeld-Hafter (Hrsg.): *Intuition in der Medizin. Grundfragen zur Erkenntnisgewinnung.* 204 Seiten. 1999.
Band 3 Peter Heusser (Hrsg.): *Akademische Forschung in der Anthroposophischen Medizin.* Natur- und geisteswissenschaftliche Zugänge zur Selbstheilungskraft des Menschen. 375 Seiten. 1999.
Band 4 André Thurneysen (Hrsg.): *Der Leib – seine Bedeutung für die heutige Medizin.* 185 Seiten. 2000.
Band 5 Andreas Beck (Hrsg.): *Einwirkung der Umwelt auf den Menschen – Auswirkungen auf die Medizin des 21. Jahrhunderts.* 208 Seiten. 2001.
Band 6 Peter Heusser (Hrsg.): *Gesundheitsförderung – Eine neue Zeitforderung.* Interdisziplinäre Grundlagen und Beitrag der Komplementärmedizin. 173 Seiten. 2002.
Band 7 Brigitte Ausfeld-Hafter (Hrsg.): *Der hippokratische Eid und die heutige Medizin.* 156 Seiten. 2003.
Band 8 André Thurneysen (Hrsg.): *Genuss und Gesundheit.* 195 Seiten. 2004.
Band 9 Lorenz Fischer (Hrsg.): *Der chronische Schmerz – eine interdisziplinäre Herausforderung.* 150 Seiten. 2006.